朝日新書
Asahi Shinsho 847

他人をコントロールせずにはいられない人

片田珠美

朝日新聞出版

まえがき

自信をなくして落ち込んだり、不安で眠れなくなったりした方を診察していると、その背後に、他人をひそかにコントロールしようとする人物が潜んでいると気づくことがしばしばある。もっとも、心身に不調をきたした当の本人は気づいていないことも少なくない。

「このように他人をコントロールしようとする人物は、外国にもいるのだろうか。精神医学や心理学ではどのようにとらえられているのだろうか」という興味から、英語やフランス語の文献を読みあさっているうちに、「マニピュレーター（manipulator）」という概念があることを知った。

マニピュレーターについて日本語で読める文献として、アメリカの臨床心理学者ジョージ・サイモンの『他人を支配したがる人たち——身近にいる「マニピュレーター」の脅威』（秋山勝訳、草思社文庫）が挙げられる。この本で、サイモンはマニピュレーターを「人を追い詰め、その心を操り支配しようとする者」と定義している。

たしかに、こういうタイプはどこにでも潜んでいる。家族にも、職場の上司や同僚にも、友人や恋人にも、知人や隣人にもいる。しかも、困ったことに、サイモンによれば、「ほとんどのマニピュレーターが潜在的攻撃性の持ち主である」という。

この「潜在的攻撃性」は非常に厄介だ。なぜかといえば、顕在的な攻撃性であれば、攻撃意図に早目に気づいて自分の身を守ることができるが、向こうが潜在的な攻撃性を秘めていると、その意図を押し隠し、ときには攻撃の気配さえ押し殺して、あの手この手で仕掛けてくるので、気づくのが難しいからである。

おまけに、マニピュレーターは、うわべは穏やかで、人当たりも柔らかいのに、他人の不安や弱点につけ込んで徐々にコントロールしていく達人、つまり「ヒツジの皮をまとうオオカミ」であることが多い。

そのため、自分がターゲットにされていても、なかなか気づけない。いや、それどころか、「おかしいのは自分のほう」「問題があるのは自分のほう」などと思い込まされてしまうことさえある。その結果、気がついたときには、大切なものをすべて失っていたということになりかねない。

こういう事態を防ぐには、まず何よりも目の前のあの人がマニピュレーターだと気づくことが必要だ。気づかないでいると、マニピュレーターの思惑通りに操られ、やられっぱなしになるかもしれない。

そうなっては取り返しがつかないので、マニピュレーターの正体に読者の方が一刻も早く気づいて、自分の身を守れるようになることを願いつつ、本書を執筆した。

まず、第1章では、マニピュレーターのイメージを読者の方につかんでいただくために、具体例を紹介し、第2章では、マニピュレーターのさまざまな手口を取り上げる。

また、第3章では、マニピュレーターの動機を分析し、根底に潜む精神構造を明らかにする。

続く第4章では、マニピュレーターのターゲットになりやすいのはどんな人なのか解説する。さらに、第5章では、マニピュレーターが増殖する背景にある社会的要因を分析し、最後に、第6章では、マニピュレーターからわが身を守るための処方箋を伝授したい。

マニピュレーターの被害に遭いたくなければ、是非お読みいただきたい。

なお、本書に登場する一般人の事例は、実際にあったケースをもとに個人が特定されないよう再構成をしており、特定のケースとは無関係である。

他人をコントロールせずにはいられない人　目次

第3章　なぜこんなことをするのか

第4章　マニピュレーターのターゲットにされやすい人

第5章　マニピュレーターを醸成する社会

第6章　処方箋

第1章　あなたの周りのマニピュレーター

「マニピュレーター（manipulator）」とは、文字通りマニピュレート（manipulate）する人であり、他人を思い通りに操ろうとする。

本書では、マニピュレーターを

「①何か得することがあるという思惑から、

②他人を一段劣った立場にとどめておくよう策を弄し、

③意のままにコントロールしようとする人」

と定義する。

厄介なことに、マニピュレーターはしばしば善人の仮面をかぶっており、うわべは〝いい人〟である場合が多い。おまけに、他人の不安や弱みを操ることに長けている。だから、その正体を見抜くのは至難の業であり、だまされていたと気づいたときには、すべてを失っていたということも少なくない。

この章では、マニピュレーターのイメージを読者の方につかんでいただくために、具体例を紹介しながら、その特徴を挙げていきたい。

微妙な嘘

２０２０年4月、福岡県で発生した5歳児餓死事件は衝撃的だった。２０１９年8月頃から5歳男児の食事を減らすなど低栄養状態にして餓死させた疑いがあるとして、翌２０２１年3月、30代の母親だけでなく、40代の〝ママ友〟も保護責任者遺棄致死容疑で逮捕されたのだ。５歳児の母親は40代のママ友の嘘を真に受けて信頼し、その指示通りに行動して、多額の金銭まで渡していたらしいので、このママ友の支配下に置かれていたのだろう。

40代のママ友は他人を操って支配する「マニピュレーター」である可能性が高い。

二人は、同じ幼稚園のママ友同士として知り合い、40代のママ友が「(他の)ママ友らが悪口を言っている」という嘘を吹き込んで5歳児の母親を不安にさせ、周囲から孤立させた。同時に、「私は味方だ」と言って信用させ、母親が40代のママ友に依存するように仕向けた。

さらに、「お前の夫が浮気している」「浮気相手のキャバ嬢が妊娠した」という嘘をついて、離婚に追い込んだ。おまけに、実在するママ友を〝ボス〟と呼び、暴力団に近い人物であるかのように説明し、「監視カメラで〝ボス〟が見張っている」と言って、5歳児の母親に恐怖を与えたが、〝ボス〟と呼ばれたママ友は実際には暴力団とまったく無関係だった。

このように嘘をつくのは、ターゲットを支配して、自分のほしいものを手に入れるためと考えられる。40代のママ友がほしかったのは金銭だろうが、何を手に入れたいと思うかはケース・バイ・ケースである。

もちろん、この40代のママ友のように〝真っ赤な嘘〟をつくケースはまれかもしれない。第一、嘘をついても、ターゲットが信じてくれなければ、マニピュレーターが目的を遂げることはできない。

もっとも、こんなことを他の誰かが言っているという嘘によって、相手を自分の意のままに操ろうとするマニピュレーターはどこにでもいる。たとえば、「他の人はあなたの悪口を言っているけど、私だけは味方」と言って信用させるのは、マニピュレーターの常套手段である。

ここで取り上げた40代のママ友は特異なケースであり、こんな人がどこにでもいるわけではないだろうと思う方が多いかもしれない。だが、同様の傾向を持つプチ・マニピュレーターはどこにでも潜んでいる。

30代の女性会社員、Aさんは、郊外に庭付き一戸建ての家を購入して引っ越した際、バタバタしていて、しばらく近所に挨拶に行けなかった。すると、出勤しようとしたときに、隣家の庭を掃除していた年配の女性から「引っ越してきたのに挨拶にも来なかったと、みんなお宅の悪口を言っているわよ。私はあなたが共働きで大変だということがよくわかっているけどね」と言われた。親切そうなおばさんに見えたので、この女性の言うことを聞いておこうと思い、都心のデパートで買ってきた和菓子を持って、夫とともに挨拶回りをしたという。

しばらくすると、例の女性から今度は「お宅のゴミの出し方が悪いと文句を言っている人がいるから、ちゃんとしたほうがいいわよ」と言われた。そのため、やはりデパートで買ってきた洋菓子を渡して頭を下げ、ゴミ出しに関する細かい決まりを教えてもらった。こんなことまでしなければならないのかと思うような〝ローカルルール〟もあったが、やっと購入した新居で、隣近所と波風を立てるようなことはしたくなかった。だから、隣の女性には逆らわないほうがいいと思ったのだ。

ところが、それだけではすまなかった。その後も、夏には「お宅の庭が草ぼうぼうなので、蚊がたくさん飛んできて迷惑だとBさんが悪口を言っている」、秋には「お宅の庭の木の落ち葉が家の前に落ちているのに掃除していないと苦情が出ている」と注意された。

さらに、「子どもの声がうるさいと向かいの家の奥さんが文句を言っている」から「気をつけたほうがいい」とも言われた。そのたびに夜中に草刈りや掃除をしたし、子どもにも注意した。そういうことが何度も続き、常に監視されていると感じるようになり、気の休まる間《ま》がなく、イライラして、子どもに当たることも多くなった。

そのため、私の外来を受診して、精神安定剤を服用しながら何とか生活していた。そんなとき、「(Aさんの)庭が草ぼうぼうなので、蚊がたくさん飛んできて迷惑だ」と悪口を言っていると聞かされていたBさんと偶然出会ったAさんは、衝撃的な話を耳にした。Bさんは突然話しかけ、「ちょっとAさん、うちが犬の散歩中に糞の掃除をしてないと悪口を言っているみたいだけど、糞はいつもビニール袋に入れてちゃんと持ち帰ってますよ。いい加減なこと言わないでね。そのせいで、うちの犬がしたわけでもない糞の始末をさせられたんだから」と怒鳴ったのだ。

Aさんはびっくりした。そんなことを言った覚えはまったくなかったからだ。そこで、「そんなこと言ってませんけど」と答え、「Bさんこそ、うちの庭が草ぼうぼうと悪口をおっしゃったみたいですけど」と言うと、Bさんも「そんなこと言ってないわ」と驚いた様子だった。

AさんとBさん、それぞれがAさんの隣の女性から聞いていた話を突き合わせてみた。すると、「みんな」「○○さん」「向かいの家」などと第三者を持ち出して、隣の女性が近所の家に細かく注文をつけていたことがわかった。第三者の苦情や文句という形でいろいろ要求することを繰り返していたようだ。

AさんはBさんと一緒に隣の家に乗り込んで、「私たちが言ってもいないことを言ったという嘘をついて、振り回すのはやめてください」と抗議しようかと思ったが、二人とも、そんな勇気はなかった。

また、家を売却して転居することも考えた。だが、夫に相談しても、夫は「隣のおばちゃんに何か言われても無視しとけばいい。そんなことくらいで家を売って引っ越すなんて、できるわけないだろ」と言うだけで、何の対処もしてくれなかった。

たしかに、まだ多額のローンが残っているし、家の売却がそんなに簡単にできるわけでもない。夫の言うことはもっともだし、しばらくは現在の家で生活しなければならないので、苦肉の策として、Aさんは、隣の女性に何か言われても、その通りにはせず、聞き流すようにした。すると、毎朝出勤する際に顔を合わせて「おはようございます」と挨拶しても、そっぽを向かれるようになった。

それがストレスになったので、やはり隣の女性の言う通りにしたほうがいいのかと思い、その後近所から苦情が出ているためあることをしたほうがいいと言われたときは、その通りにした。翌朝から、そっぽを向かれることはなくなったが、また第三者を引き合いにいろいろ要求されるようになった。すると、そんなことをなぜやらなければならないのかという疑問と、やらないと不機嫌そうにそっぽを向かれるのではないかという不安が同時に湧いてくる。そのたびにイライラし、精神安定剤を服用せずにはいられない。

第三者を〝憎まれ役〟にするのは常套手段

隣の女性がAさんにやらせた草刈りや掃除も、Bさんにやらせた犬の糞の始末も、実は隣の女性自身がやってほしいと願っていたことなのだろう。だが、そのことを直接伝えると、隣の女性が「口うるさい意地悪ばあさん」と思われそうで、それが嫌だったから、第三者を引き合いに出した可能性が高い。

いってみれば、自分が善人と思われたいので、他の誰かを〝憎まれ役〟にして、自分の要求を通そうとしたわけだが、似たようなことを実は誰でも多かれ少なかれやっているのではないか。

たとえば、おもちゃを買ってほしいと駄々をこねる子どもに母親が「お父さんの許しがないと買えない。お父さんは厳しいから、たぶんダメだと思うよ」と言って、あきらめさせようとするのは、よく使う手だろう。

あるいは、部下が嫌がるような仕事を押しつける際に、上司が「これは上の命令だから仕方がない。会社の方針として、どうしても君にやってほしいということだ」と言って説得することもあるかもしれない。上司が自分の思い通りに部下を動かしたくて、もっと〝偉い人〟や会社の方針を持ち出すわけである。

いずれの場合も、自分の言うことに相手を従わせるために、第三者、とくに自分より上の権威を持ち出しているが、同じことをまったくやったことがない方のほうがむしろまれなのではないか。逆に、第三者がこういう意向だからと言われて、嫌なことを要求され、場合によっては押しつけられた経験がある方も多いかもしれない。

誰だって、自分の望み通りに他人を動かしたほうが楽だし、優越感も味わえるが、かといって強引に押しつけて自分が嫌われるのも恨まれるのも困る。だから、第三者を〝憎まれ役〟に仕立て上げて、自分の要求を通そうとするのだ。

どこからがマニピュレーターなのか

これは非常に便利な手なので、誰でも知らず知らずのうちに使っているはずだ。そこで、当然次のような疑問が生じる。

「第三者を〝憎まれ役〟に仕立て上げるのは、どこまでが正常で、どこからがマニピュレーターなのか？」

もちろん、両者の間にはグレーゾーンがあるのだが、次の特徴が認められると、マニピュレーターである可能性が高い。
①不和の種をまく
②トラブルの解決役を装うなど一見〝いい人〟のふりをする
③ターゲットが生活に支障をきたす
とにかくマニピュレーターは不和の種をまく。冒頭で取り上げた5歳の息子を餓死させた30代の母親が、40代のママ友から「（他の）ママ友らが悪口を言っている」という嘘を吹き込まれて疑心暗鬼になり、悪口を言っていることにされたママ友らと疎遠になったことは容易に想像がつく。その結果、周囲から孤立するようになった30代の母親を見て、40代のママ友はひそかにほくそ笑んだはずだ。

AさんとBさんも、Aさんの隣の女性の話を真に受けて、互いに悪口を言われていると思い込んでいた。だからこそ、Bさんは Aさんに「いい加減なこと言わないでね」と釘をさしたわけで、そのまま喧嘩に発展すれば、隣の女性の思うつぼだったに違いない。

このようにマニピュレーターは不和の種をまき、周囲にもめごとを起こしてにんまりする。普通は、周囲の人間関係が険悪になるとストレスを感じるものだが、マニピュレーターは逆に満足を覚えるようだ。

たとえば、私が定期的にメンタルヘルスの相談に乗っている某企業で、50代の男性社員Cさんが30代の男性社員Dさんの胸倉をつかみ、「ふざけるな。俺の話ちゃんと聞いとけ」と怒鳴ったことがあったという。その部署の上司が驚いて、こんな騒ぎになった事情を双方それぞれに尋ねたところ、この騒動には、50代の男性社員Eさんがからんでいたことが判明した。

Cさんは、仕事上のミスを減らすための勉強会を主宰しており、それにDさんも参加していた。そんなCさんに同期のEさんが酒の席で「勉強会なんかやってもミスは減らないのに、出るように勧められるので面倒くさいとDが愚痴をこぼしていた」と言ったらしい。それをCさんは覚えていたのか、Dさんが大きなミスをした際に、つい激高して胸倉をつかんだわけだ。ちなみに、上司がDさんにそれとなく尋ねたところ、そんな愚痴をこぼしたことはないということだった。

もちろん、誰かが嘘をついているのかもしれないし、自分に都合のいいように事実を少々歪曲しているのかもしれない。また、録音していたわけではないので、結局は「言った」「言わない」の水掛け論で終わってもおかしくない。

だが、以前Eさんと同じ部署にいたことがある社員からも話を聞いたところ、Eさんの「○○が〜と言っていた」という発言のせいでもめたことも喧嘩になりかけたことも、何度もあったことがわかった。Eさんは一見温厚そうで、いつもにこにこと笑顔なので、つい気を許していろいろ話してしまうのだが、後で自分が言った覚えのないことを「○○が〜と言っていた」と吹聴されていたと知り、驚いたという社員が何人かいたのだ。

なぜ不和の種をまくのか

このような社員の証言が事実とすれば、Eさんは「○○が〜と言っていた」という嘘によって社内に波風を立てるマニピュレーターということになる。こんなことをするのは一体なぜなのか？

もちろん、先ほど取り上げたAさんの隣の女性と同様に、Eさん自身が他の社員にやってほしいと願っていることを実際にやらせるために、第三者を持ち出した可能性は十分考えられる。実際、これ以外にもEさんが「（30代の女性社員）Fさんが『誰もやりたがらない雑用を（20代の若い女性社員）Gさんにやらせればいい』と言っていた」と発言したせいで、GさんがFさんに「どうしてそんなこと言うんですか」と詰め寄ったことがあるそうだ。Fさんは「そんなこと言ってないわ」と怒りだし、大喧嘩になったという。

この場合は、雑用を若いGさんに押しつけたい思惑があったが、それをEさん自身の意向として伝えると恨まれそうだったので、Fさんを引き合いに出した可能性が高い。Fさんの名前を出したのは、もともとGさんと犬猿の仲で、この二人が話すことはないはずだと思ったからだろう。それなのに、GさんがFさんを直接問い詰めたので、当てがはずれたわけである。

一方、Eさんが「勉強会なんかやってもミスは減らないのに……」とDさんが愚痴をこぼしていたという嘘の話をCさんに伝えた背景に、雑用を押しつけたいといった類いの思惑があったとは考えにくい。むしろ、純粋にもめごとを起こしたいという思惑があったのではないか。

Eさんの思惑を理解するには、この三人が社内でどう見られていたかに目を向ける必要があるだろう。まず、胸倉をつかんだCさんは、仕事はできるが、感情的になりやすく、すぐカッとなるところがあった。そのため、管理職には不向きだろうという上層部の判断によって30代後半以降は昇進が見送られ、課長の一歩手前で足踏みしていた。50代になってもう昇進の目はないだろうと周囲からは見られていたが、Cさん本人は昇進したいという願望が強かったのか、若手をきちんと指導していることを上層部にアピールするためもあって、勉強会を主宰していたようだ。

一方、胸倉をつかまれたDさんは、ミスが多いせいで、周囲に迷惑をかけていた。Dさんが作成した書類にはミスが多いので、次の作業工程の担当者が念入りに確認し、ミスを発見するたびにDさんに突き返し、修正させていたが、また間違っているということが何度もあった。そのたびにDさんに修正させていては、締め切りに間に合わなくなるため、ミスを発見した担当者が自分で修正することが常態化していたようだ。

　そういう事情があったからこそ、Cさんが主宰していたミスを減らすための勉強会に参加するよう上司からも勧められていたのだが、ミスはなかなか減らなかった。そのため、周囲から「なぜDさんのミスの尻ぬぐいをしなければならないのか」という不満の声が上がっていたようだ。

　こういう声はCさんの耳にも入っていただろうし、DさんのミスでCさん自身が迷惑したこともあっただろう。だから、Dさんが性懲りもなく大きなミスをした際、Cさんが「俺の話ちゃんと聞いとけ」と怒鳴ったのも、わからなくはない。

　周囲に迷惑をかけているという点ではEさんも似たり寄ったりだった。なぜかといえば、仕事が遅いからだ。非常に几帳面で丁寧なのだが、その分時間がかかるので、こなせる仕事量が少ない。若い頃は、「もっと速くしろ」と上司から叱責されていたようだが、急かされると焦るのか、仕事が雑になってミスが格段に増えるので、周囲も次第にあきらめてきたようだ。もちろん、昇進とはまったく無縁で、ずっと平社員のままだった。

もっとも、会社に30年以上勤務しているので、それなりの給料をもらっているらしく、「働かないおじさんなのに、給料が高いのはおかしい」と不満を漏らす若手社員や契約社員もいたようだ。不満の声が上がったのは、Eさんのこなせる仕事量が少ない分、他の社員に負担がかかっていたからだろう。

こうした声がEさんに届いていたかどうか、わからない。だが、50代になっても平社員のままのうえ、他の社員と比べて仕事が遅いことも一目瞭然だったので、真っ先にリストラ対象になるのではないかとEさんが危惧したとしても不思議ではない。実際、会社の業績が悪化したこともあって、上層部は50代以上の社員のリストラを検討していたようだ。

このような状況に置かれると、無意識のうちに自分より劣った人、できない人を探すことが多い。誰だって、所属する集団で自分が一番〝下〟とは思いたくないので、もっと〝下〟の人を探し、「あの人よりは自分のほうがまし」と自分に言い聞かせると同時に、周囲にもアピールしようとする。これは自分自身の心の安定を図るための自己防衛にほかならず、探しても自分より〝下〟の人が見つからなければ、作りだすしかない。

Eさんと同じ部署に、彼より仕事が遅い人はいない。50代以上の社員は、Eさんを除けばCさんだけであり、直属の上司も40代である。そのCさんは、若い頃から仕事ができたらしく、同期から一目置かれていたということなので、すぐカッとなるという欠点さえなければ、同期の出世頭になっていたとしても不思議ではない。

しかも、Cさんは一応課長の一歩手前までは昇進していたという点で、ずっと平社員のままのEさんとは違う。当然、同じ50代のCさんよりも自分のほうがましと周囲にアピールするのに、自分のほうが仕事ができることを示すという方法では無理なことは、Eさんにも容易に想像できたはずだ。

となれば、EさんがCさんよりもましと周囲にアピールするには、Cさんは感情的になりやすいが、そういうところが自分にはないことを示すしかなかったのではないか。そのために、Dさんが勉強会について愚痴をこぼしていたという嘘をCさんに吹き込み、何かの機会にCさんが爆発することをひそかに期待していた可能性は十分考えられる。Dさんを引き合いに出したのは、ミスが多く、Cさんをイライラさせる機会がそれだけありそうだったからだろう。

Cさんが Dさんの胸倉をつかんで怒鳴ったことによって、EさんのほうがCさんよりもまともだと周囲にアピールし、そういう自己イメージを維持したいというEさんのもくろみは、ある意味では成功したといえる。周囲に「あんなにカッとなる人は怖い」「Cさんとはできるだけ関わりたくない」と思わせたのだから。

驚いた上司が周囲の社員に事情を聞いて、Eさんが「○○が〜と言っていた」という嘘で不和の種をまく常習犯だったと知ったのは予想外だったかもしれないが、そのことはEさんの耳に入れないようにと上司が周囲に釘をさした。そんなことも知らないEさんは、ほくそ笑んでいたに違いない。

それでは、CさんがEさんの思惑を見破れなかったのはなぜなのか？　まず、CさんとEさんは、新入社員の頃に短期間一緒に研修したくらいで、同じ部署で働いたことがなかった。Eさんが他の部署で〝お荷物〟扱いされ、押しつけ合いの末に現在の部署に異動してきたのは最近なので、Eさんが不和の種をまく常習犯だということをCさんは知らなかった可能性が高い。

また、若い頃から仕事ができて、将来有望と目されていたCさんは、仕事が遅いEさんを歯牙《しが》にもかけていなかったのではないか。若い頃から心の中で見下していたEさんが策略をめぐらすなんて思いもよらなかったのかもしれない。

いずれにせよ、CさんはEさんの嘘を真に受け、他の社員の目の前でDさんの胸倉をつかんだことによって、すぐカッとなるという欠点を露呈させた。これでますます昇進が遠のいたのだから、大失態を演じたことになる。

ある意味では、CさんはEさんに〝はめられた〟ともいえるが、裏返せば、Eさんはそれだけ優れたマニピュレーターということになる。Eさんを見ればわかるように、マニピュレーターは劣等感や自己不全感、欲求不満や喪失不安を抱えており、そういうネガティブな感情を払拭するためには微妙な嘘によって他人を引きずりおろすようなことも平気でやる。

トラブルの解決役を装い金銭をだまし取る

最初に取り上げた40代のママ友は、架空のトラブルを捏造しては解決したように装うことで、餓死した5歳児の母親を信頼させ、自分の思い通りに動かそうとした。同様にトラブルをでっち上げ、それを解決すると称して相手を信頼させ、金銭をだまし取るのは、実はよくある詐欺の手口だ。

たとえば、最近増えている〝カード預かり詐欺〟である。大手百貨店の店員や銀行協会の職員、あるいは警察官などと名乗って主に高齢者宅に電話をかけ、「あなたのクレジットカードで買い物をしている女性がいる」「詐欺事件が発生している。銀行口座からお金が引き出されている」などと嘘をついて、不安をあおる。さらに、言葉巧みに暗証番号を聞き出し、「カードを交換する必要があるので用意しておいてください」「カードを特殊なカードに切り替える必要があるので、今から取りに行く」などと言う。そのうえで、共犯者が自宅を訪問し、キャッシュカードやクレジットカードをだまし取り、多額の現金を口座から引き出す。

各地の警察や自治体が警告を出しているところを見ると、多発しているのだろう。大手百貨店、銀行協会、警察などの〝それっぽい機関〟の名を出すと、信頼が得られ、成功率が上がるのかもしれない。

トラブルのでっち上げとまではいかなくても、何らかのトラブルが実際以上に深刻であるかのように伝え、「放っておくと大変なことになる」と言って相手を不安にさせたうえで、そのトラブルを解決するには必要という理由で高額の商品やサービスを売りつけようとするのは、不安ビジネスの常套手段である。

その典型が、最近多発している水回り修理の高額請求トラブルだろう。トイレの水漏れ修理を依頼したら、高額請求されたという被害が相次いで報告されている。請求額は数十万円のことが多いが、ときには100万円を超えるケースもあるらしい。2020年1月には、神戸市でトイレの水漏れ修理を依頼した60代の女性が、訪問した業者から「庭を掘らないと原因がわからない」と迫られ、600万円を請求されたという。

水回りのトラブルのなかでも、とくにトイレの水漏れは不安をかき立てる。そこにつけ込むのが悪質業者であり、「放っておくと大変なことになる」と脅しまがいの言葉で一層不安をあおり、多額の金銭をせしめようとするのだ。

トラブルのでっち上げはマニピュレーターの常套手段

必ずしも金銭が目的ではなくても、トラブルをでっち上げ、それを自分が解決したように見せかけるのは、マニピュレーターがしばしば用いる手である。

たとえば、20代の女性会社員Hさんは、数年ほど前から上司のIさんと不倫関係にあった。その不倫のきっかけになったトラブルはどうもIさんがでっち上げたものだったらしいと最近わかった。

Hさんは入社後最初に配属された営業部で、当時30代だった上司のIさんに「話がある」と個室に呼ばれた。そこでIさんから聞かされたのは、取引先からHさんにクレームがきているという話だった。Hさんは、自社の商品を置いてもらうためにスーパーやコンビニなどを訪問し、お願いしていたのだが、その訪問先から「自社の商品が目立つように、他社の商品の置き場所を勝手に変えている。やりすぎじゃないか」というクレームがきたという。

たしかに、Hさんは売り上げを伸ばして上から認められたかったこともあって、自社の商品を目立つ場所に置くために、他社の商品を動かしたことがあった。だから、「申し訳ありませんでした」と謝罪し、「クレームがきたお店に謝罪に行ったほうがいいでしょうか」と尋ねたところ、Iさんから「僕が代わりに行っておくから、君は行かなく

ても いい」という答えが返ってきたので、親切で面倒見のいい上司だと思ったとか。

そのときはそれですんだのだが、その後Hさんはプライベートで大変つらい目に遭った。入社直後から交際していた同期の男性社員Jさんが、取引先の社長のお嬢さんと突然結婚したのだ。取引先の社長から跡継ぎとして見込まれたらしく、結婚と同時に会社も退職した。

Hさんは J さんと結婚するつもりで交際していたので、強いショックを受けた。しかし、Jさんからプロポーズされたことはなく、婚約もしていなかった。だから、婚約不履行で訴えるわけにもいかず、しばらくは出社しても仕事が手につかない状態だった。

周囲も、HさんとJさんが交際していたことに薄々気づいていたようだ。なかには「相手が取引先のお嬢さんじゃあ、勝ち目はないんじゃないの」と、慰めているのか傷口を広げているのか、わからないようなことを口にする年配の女性社員もいた。

そんなとき、上司のIさんから「重要な話がある。会社ではできないので」と食事に誘われた。以前、クレームがきたという取引先に謝罪に行ってくれたことを思い出し、Hさんは誘いに応じた。そこで聞かされたのは、「先日結婚して退社したJ君が君をストーカー容疑で訴えると言っているらしい」という話だった。

寝耳に水だったので、「まさか……どうしてですか」と理由を尋ねた。すると、Jさんの結婚の噂を社内で耳にしたHさんがJさんの携帯に何度も電話したことを、Jさんがストーカー行為と受け止め、警察に相談したということだった。

たしかに、Jさんが結婚すると聞いて、驚いたHさんは携帯に電話し、「結婚するって本当？　私たち、つき合ってたんじゃなかったの」と問い詰めた。だが、Jさんは何も言わずに切ってしまい、その後はずっと着信拒否だった。だから、そのうちにあきらめて電話しなくなった。

また、Jさんが当時一人で住んでいたマンションの玄関の前まで行ったことも一度あるが、オートロックなので、インターホンを鳴らしても解錠してもらえず、入ることはできなかった。しかも、それからまもなくJさんは有休消化とかで出社しなくなったので、顔さえ見ていない。それくらいのことでストーカー呼ばわりされるなんて、Hさんとしては信じられない思いだった。

しかし、Jさんが警察に相談したと聞いて、Hさんは大変なことになったと感じて不安になり、上司のIさんに「どうしたらいいでしょうか」と尋ねた。すると、Iさんは「このまま放っておくと、J君が警察に被害届を出して、君が逮捕されることになりかねない。優秀な君がうちの部署からいなくなるのは困るので、僕がJ君に会って、被害届を出さないように頼むよ。君はあまり表に出ないほうがいい」と答えた。Hさんは、本当に親切な上司だと思い、「よろしくお願いします」と言って、その晩は別れた。

2週間後に再び上司のIさんから食事に誘われ、その席で「J君に会って、『被害届を出すのはやめてくれ』と頭を下げて頼んだら、『先輩の頼みですから断れない』と言ってくれた」と聞かされた。Hさんはほっとして、「ありがとうございました」と感謝した。一安心したこともあって、勧められるままにワインを飲み、ぐでんぐでんに酔っ払った。その後ホテルに行って男女の関係になり、それから関係がずっと続いているという。

トラブルを解決したというのは全部嘘

Iさんは妻子持ちなので、不倫関係になるのだが、Hさんは「あんなに私のために親身になってくれたのだから、やがて離婚してくれるだろう」と信じていた。しかし、最近「Iさんの話は本当なのか」と疑いたくなる出来事があった。

きっかけは、取引先のスーパーに営業に行ったとき、そこの店長に就任したばかりの元彼のJさんと久しぶりに再会したことだった。Jさんは、そのスーパーのオーナー社長の娘と結婚したので、しばらく系列店で修業をしてから、最近店長に就任したようだ。Jさんから「久しぶり。元気だった?」と笑顔で話しかけられ、Hさんは顔も体も一瞬こわばったが、取引先の店長なので、無視するわけにもいかず、「いつもお世話になっております」と頭を下げた。

店長室に通され、お茶も出されて話し込んでいるうちに、Hさんはつい「私、ストーカー容疑で訴えられるようなことはしていませんよ」と言ってしまった。それに対して、Jさんが「は?　何の話?」とけげんそうな顔をしたので、Hさんは上司のIさんから聞いていた話をした。すると、Jさんは「僕は君をストーカー容疑で訴えるなんて言っていないし、被害届を出さないようにIさんから頼まれたこともない」と驚いた様子だった。

驚いたのは、Hさんも同じで、Jさんが嘘をついているかもしれないと思ったので、「じゃあ、私があなたの結婚の噂を聞いて携帯に何度か電話したことを、なぜIさんが知っていたんですか？」と尋ねた。それに対して、Jさんは「会社を辞める前にIさんに挨拶に行ったら、飲み屋に誘われて、そこで『お前、Hとつき合ってたって噂だけど、別れ話はちゃんとしたのか』と聞かれたんだ。『何度か携帯に電話がかかってきましたけど、そのうちかかってこなくなりました』と答えたので、もしかしたらそのことに尾ひれをつけて君に伝えたのかもしれない」と答えた。

もちろん、Jさんが嘘をついている可能性もないわけではない。しかし、Hさんの胸中にIさんへの不信感が芽生えたので、今度は自分が新入社員の頃にクレームがきたという取引先の担当者に「私、新入社員の頃に売り上げを伸ばしたいばかりに他社の商品を動かして、ご迷惑をおかけしたことがありましたよね」とそれとなく聞いてみた。すると、驚愕の事実が判明した。

その担当者は「そんなこともあったね。でも、とても熱心で頑張っていると思ったので、『他社の商品を動かすくらいの熱意がないと営業の仕事はできませんよね』と上司のIさんに言っといたよ」と答えたのだ。

面食らったHさんが、「じゃあ、お宅にIさんが謝罪にうかがったというのは？」と尋ねると、担当者からは「え、そんなこと一度もないよ。だいたい、あの人、何かトラブルがあっても、絶対謝らないから」という答えが返ってきた。

Hさんは愕然とした。元彼のJさんの話と合わせて考えると、Iさんは自分がトラブルを解決したかのように装って、Hさんの信頼を得ようとした可能性が高いからだ。その目的は何だったのかというと肉体関係、つまりカラダ目当てだったとしか思えない。

自分がIさんにだまされ、もてあそばれていたと気づいたHさんは、はらわたが煮えくり返った。そこで、Iさんに「取引先からクレームがきたというのも、ストーカー容疑で訴えられるというのも、そのトラブルを解決したというのも、全部作り話だったんじゃないですか」と詰め寄った。だが、Iさんは「向こうが嘘をついているんだろ」と笑うだけで、取り合ってくれなかった。

それだけでなく、売り上げを伸ばしていた取引先の担当からはずされて業績がガクンと落ちたため、HさんはIさんから毎朝叱責されるようになった。しかも、それまでH

さんが担当していた優良な取引先は、女性の新入社員が担当することになり、彼女がIさんからほめられているのを見るたびに歯ぎしりしたくなるようだ。

そのせいか夜眠れず、食欲が低下して、出勤しようとすると吐き気や動悸が出現するようになったので、内科を受診した。しかし、検査を受けても異常が見つからなかったため、私の外来を受診した。

Hさんは睡眠導入剤と抗不安薬を服用しながら何とか出勤しているものの、集中力が低下したせいで仕事上のミスが増えた。ミスが見つかるたびにIさんから叱責されており、「あなたのせいでしょ」と言い返したくなるが、じっとこらえているらしい。

昼間我慢している分、そのツケが夜に回ってくるのか、イライラしてどうしようもなくなり、抗不安薬を大量に飲んでしまったこともある。イライラの最大の原因は、20代という一番いい条件で婚活できるはずの時期をIさんのせいで無駄に過ごしたことに対する悔しさと怒りだという。

Iさんは、トラブルをでっち上げ、それを自分が解決したかのように見せかけることによって、Hさんを信頼させ、〝落とした〟。その結果、20代の若い女性と不倫関係を続けることに成功したわけで、典型的なマニピュレーターといえる。

見逃せないのは、IさんがHさんを〝落とした〟のが、Hさんがそれまで交際していたJさんの突然の結婚によって落ち込んでいた時期だということである。Hさんが当時仕事も手につかないほど弱った状態だったのは、上司のIさんの目にも明らかだったはずで、そこにつけ込んだ可能性が高い。

このように弱っているときほど、マニピュレーターにつけ込まれやすいし、だまされやすい。先ほど紹介した水回り修理の高額請求トラブルにしても、「一刻も早く修理したい」と依頼者が思っているからこそ、その心情につけ込まれる。「弱り目に祟り目」「泣きっ面に蜂」といったことわざがあるのは、似たようなことが昔から多かったからに違いない。

しかも、ここぞというときにマニピュレーターは仕掛けてくる。もちろん、ターゲットを意のままにして、自分のほしいものを手に入れるためだ。おまけに、Iさんのように取引先からきたクレームを解決したように装って、あらかじめ自分の存在感を高め、ターゲットを信頼させておく下準備も忘れない。実に巧妙かつ用意周到なのである。

ターゲットが生活に支障をきたす

最初に取り上げた餓死した5歳児の母親は離婚に追い込まれ、最愛の息子を喪ったうえ、自分自身も逮捕された。また、隣の女性に草刈りや掃除をやらされたAさんや、上司にだまされて不倫関係を続けたHさんのように心身に不調をきたして心療内科を受診する女性もいる。

このようにターゲットが生活に支障をきたすほど、追い詰めていくのもマニピュレーターの特徴である。あなたが経済的に困窮しているとか、心身に不調をきたしているとかいう場合、周りにマニピュレーターがいないかどうか見回したほうがいい。

最近増えているのは、結婚願望の強い女性が、コロナ禍で男性と出会う機会が激減した影響もあって、マッチングアプリを始め、結婚を前提に交際を申し込んできた男性の話を信じて肉体関係を持ったものの、後から年齢も経歴も職業も年収も何もかも嘘だったとわかって怒りに震えるケースだ。その背景には、マッチングアプリではプロフィールが自己申告制のため、いくら虚偽の申告をしても相手にはわからないという事情がある。

なかには、もてあそばれていただけだったと気づいて、何度も携帯に電話したが、ずっと着信拒否のうえ、プロフィールに記載されていた勤務先に電話しても、「そんな人間は当社にはおりません。過去に在籍していたこともありません。当社とは一切関係ありません」と告げられた女性もいる。また、独身と称する男性から結婚を申し込まれて男女の関係になったが、実は妻子持ちだったとわかったうえ、男性の妻から不倫の慰謝料を請求された女性もいる。その女性は、怒りがおさまらず、イライラして眠れなくなったと訴えて私の外来を受診した。

明らかに生活に支障をきたしているが、それだけでなく金品などをだまし取られたとなると一層深刻だ。たとえば、2021年4月、交際していた女性らに素性を偽り、金品などをだまし取ったとして、30代の〝45股男〟が詐欺の疑いで逮捕された。この男は当初35人の女性と同時に交際していたと見られたのだが、被害報告が次々と出てきて、〝45股男〟と呼ばれるようになったのだ。

〝45股男〟の手口の一つが、交際女性に自身が会員である会社の商品を購入させたり、レンタル契約を結ばせたりするというものだった。商品は、水素水整水器、水素を発生させるというシャワーヘッド、酵素ドリンクなどで、なかには100万円近くだまし取られた女性もいるらしい。

この手口のターゲットにされたのは、美容や健康への興味が人一倍強く、高額商品を購入できるだけの収入がある女性だろう。真剣に結婚を望む女性ほどマッチングアプリに自分の職業や年収、趣味や関心のある領域を正直に書くので、〝45股男〟からすればターゲットを絞るのは簡単だったに違いない。

だとしても、こんなに多くの女性から金品を巻き上げることができたのは一体なぜなのか? まず、口がうまいことが大きいだろう。被害に遭った女性の一人は「映画や旅行の話とか、たわいのない話をするのも上手でしたし、人を飽きさせませんでした」と証言している。また、「スタイルがいいね」「肌がキレイだね」などと、女性が言ってほしいと思う言葉を、恥ずかしげもなくサラリと口にしたようだ。つまり、〝45股男〟は〝他者の欲望〟を察知する能力に長けているわけで、これはマニピュレーターに必要不可欠な資質である。

〝45股男〟は、ターゲットの女性が何を求めているのかを敏感に察知し、それを満たすようなことを言った。だからこそ、多数の女性から金品をだまし取ることに成功したわけで、『論語』の「巧言令色《こうげんれいしょく》鮮《すくな》し仁《じん》」という言葉がぴったり当てはまるように思われる。

これは、口先がうまく、表情をとりつくろって相手を喜ばせ、こびへつらう人には、「仁」の心が欠けているという意味である。「仁」とは、人が人として持つべき思いやりやいつくしみだが、〝45股男〟は「巧言令色」の典型で、「仁」などみじんも持ち合わせていないように見える。

この「巧言令色」タイプがマニピュレーターには多い。だから、孔子の人間観察能力に敬意を表して、あなたを喜ばせるようなことばかり言って虚栄心をくすぐる人がいたら、何か魂胆があるのではないかと疑うべきだろう。

デート商法はマニピュレーターの得意技

〝45股男〟が多数の女性から金品をだまし取ることに成功した最大の理由は、ターゲットを「ほれこみ」の状態にさせたことだと思う。「ほれこみ」とは、フロイトによれば、相手の過大評価と理想化、無批判と隷属が認められる状態である。つまり、相手を実際以上に高く評価して理想的な人物だと勘違いし、批判力を失って「あばたもえくぼ」の状態に陥り、言いなりになるのが「ほれこみ」だ。このような特徴が認められるという点で「ほれこみ」と催眠は共通しており、「ほれこみ」では恋愛対象を、催眠では催眠術師を理想化するとフロイトは述べている。

こうした「ほれこみ」を商売に利用しようとする輩《やから》がいるのは当然だ。その典型がいわゆるデート商法である。「あなたは特別」「二人の将来のため」などと甘い言葉をささやき、高額な商品を買わせたり、金銭をだまし取ったりする。〝45股男〟もターゲットの恋愛感情を利用しており、デート商法の一種といえるだろう。

デート商法は1990年代に横行した。当時は街頭アンケートなどを装って異性に接近し、高額商品を売りつける手口が多かったが、2004年の特定商取引法の改正による厳罰化で、一時は下火になった。しかし、約10年前からマッチングアプリが流行するようになり、それに伴って被害も増加した。

このような被害の増加の背景には、婚活市場に女性があふれている現状があるようだ。

生涯未婚率は男性のほうが女性よりも高いので、未婚の男性のほうが多いはずなのに、結婚相談所や婚活アプリに登録しているのは女性が圧倒的に多いという。これは、男性は年収が低いほど未婚率が高く、低収入の男性が結婚自体をあきらめてしまうのに対して、女性は婚活で何とか高学歴・高収入の好条件の男性を探そうとするからだろう。なかには、結婚相談所を何カ所も渡り歩いてきた女性もいるそうだ。それでも結婚できず、わらにもすがる思いで、マッチングアプリに登録して結婚相手を探そうとする女性がいても不思議ではない。そこで出会った好条件の男性の話をうのみにして、この機会を逃したくないばかりに、求められるままに肉体関係を持つことも、高額商品を購入することも、金銭を貢ぐこともあるだろう。

そういう女性の置かれた状況や焦りを熟知しているからこそ、優れたマニピュレーターはマッチングアプリでターゲットを探し、甘い言葉をささやく。婚活中の女性、とくに〈婚活疲れ〉の女性はいいカモで、デート商法に引っかかりやすいということを忘れてはならない。

人を見たらマニピュレーターと思え

必ずしもデート商法とはいえなくても、やり手のセールスマンには多かれ少なかれマニピュレーター的なところがある。優れたマニピュレーターだからこそ、その商品がほしいという欲望をかき立て、高くても買わせることができる。

あるいは、親が子どもを自分の望み通りの進路に進ませたくて、スパルタ教育を施したり、多額の教育投資をしたりすることもある。そういう場合でも、親は「お前の将来のため」「お前のことを思うからこそ厳しくしている」と言うかもしれないが、実は親自身の自己愛を満たすためであることが少なくない。度が過ぎると、「教育虐待」と批判されたり、「毒親」と呼ばれたりするだけの話で、どんな親にもマニピュレーター的な要素が潜んでいることは否定しがたい。

そもそも、相手が誰であれ、自分の思い通りに操ることができれば楽だし、支配欲求も満たせる。当然、誰でもマニピュレーターになりうるわけで、それを露骨にやってすぐに気づかれるか、巧妙にやって気づかれないようにするかの違いがあるだけだ。優れたマニピュレーターほど巧妙にやるので、ターゲットが気づいたときには、心身ともボロボロになり、大切なものを失っていたということも少なくない。

したがって、「人を見たらマニピュレーターと思え」くらいの気持ちで常に警戒しておくべきである。

参考文献

「『赤堀ユウナ、34歳です』福岡5歳児餓死　逮捕の〝虚言大女〟は周囲に偽名、10歳年齢詐称も」文春オンライン、2021年3月6日

「『お前の夫の浮気調査費を〝ボス〟が立て替えている』福岡5歳児餓死　〝虚言大女〟が洗脳に使った女の名前」文春オンライン、2021年3月7日

「5歳児餓死、母親と知人の女起訴　保護責任者遺棄致死罪」朝日新聞デジタル、2021年3月23日

「カード預かり詐欺にご注意ください!」文京区ホームページ、2019年5月29日

「『不正に現金引き出されている』口座ない銀行名言われ、自宅訪れた男取り押さえる」カナロコ神奈川新聞、2021年4月25日

「手口巧妙　詐欺に注意」読売新聞オンライン、2021年4月23日

「『キャッシュカード預かります』は詐欺です！」尼崎市ホームページ、2021年4月14日
「業者、女性に『庭を掘らないと分からぬ』と迫り…トイレ水漏れ修理で600万円請求」読売新聞オンライン、2021年5月2日
「その出会い『デート商法』？…コロナ禍で広がるネット婚活、潜む危険」読売新聞オンライン、2021年5月20日
「『女癖良くなかった』契約会社語る45股男の過去…除名も検討」女性自身、2021年4月28日
「45股詐欺男〝鉄板ネタ〟は『象の調教師の資格持ってんねん』女性自身、2021年4月28日
ジークムント・フロイト「集団心理学と自我の分析」（小此木啓吾訳『フロイト著作集第六巻』人文書院、1970年）

第2章　マニピュレーターの手口

この章では、マニピュレーターの手口を具体的に紹介する。

孤立させる

第1章で取り上げた5歳児餓死事件で、わが子を餓死させたとして逮捕された30代の母親は、40代のママ友の「（他の）ママ友らが悪口を言っている」という嘘を真に受けて周囲から孤立するようになった。しかも、「お前の夫が浮気している」という嘘まで信じ込み、離婚に追い込まれた。

このようにターゲットを孤立させるのは、マニピュレーターの常套手段である。なぜかというと、孤立させれば、マニピュレーター自身に依存させて、より容易に支配できるようになるからだ。だから、マニピュレーターは、ターゲットの家族や恋人、友人や仕事仲間など誰についてもちょっとした悪口を吹き込み、できるだけ引き離そうとする。

あえて亀裂や分裂を生み出し、ターゲットを孤立させる手口は昔から用いられてきた。たとえば、古代ローマ帝国には「分割して統治せよ」という言葉があり、支配地域で被支配部族・民族が互いに離反したり対立したりするように仕向け、ローマの支配に対する彼らの敵愾心《てきがいしん》を分散させた。そうすれば、被支配者の団結を妨げ、ローマへの忠誠心を生み出せるので、ローマ帝国による支配が容易になる。こうした統治術は「分割統治」と呼ばれて、ヨーロッパで受け継がれ、植民地時代にイギリスやフランスなどの欧州列強は「分割統治」を原則として植民地住民を支配した。

たとえ「分割統治」という言葉を知らなくても、自分の思い通りに支配するには、この手口が最善ということにマニピュレーターは本能的に気づいているのか、ターゲットを周囲から分断し、孤立させようとする。そのために、第1章でマニピュレーターの特徴の一つとして挙げた不和の種をまくという手段を用いることも少なくない。

その典型のように見えるのが、英王室を離脱したヘンリー王子の妻、メーガンさんである。メーガンさんは2021年3月、アメリカのテレビ番組でインタビューに答えたが、それから3カ月も経たない同年5月、今度はヘンリー王子がアメリカのネット番組で妻の苦悩を明かした。

その内容は、英王室時代のメーガンさんが世間の批判にさらされ苦しんだこと、妊娠中には自殺まで考えたこと、さらに英王室からのサポートがなく「無力感を抱いた」ことなどだった。ヘンリー王子が妻の発言を裏づける告白をしたことによって、メーガンさんの思惑通りになったのではないかと勘繰りたくなる。

実際、イギリスには、ヘンリー王子について「メーガンさんの指示通りに動く『操り人形』」と揶揄する声もあるようだが、私も同感だ。ヘンリー王子が「操り人形」とすれば、メーガンさんは非常に優れたマニピュレーターということになる。

祖母エリザベス女王からの愛を一身に受けて育ち、自身の王室への愛も深かったヘンリー王子が、結婚後に変貌し、王室批判を繰り返すようになった背景には、もちろん第1章で解説した「ほれこみ」の影響もあるだろう。だが、それだけではない。実家である英王室から離脱して祖母や父親、兄などと絶縁に近い状態になり、孤立していることも大きいのではないか。

私の精神科医としての長年の臨床経験から申し上げると、配偶者が実家と行き来するのを嫌がったり、制限したり、場合によっては禁止したりする人は、だいたい配偶者を自分の思い通りにしたいという支配欲求が強い。

もちろん、配偶者の親がかなり独特な価値観の持ち主で、ときには〝毒親〟であることもないわけではない。しかし、必ずしもそうではないのに、実家との接触を断つよう強要する場合、マニピュレーターではないかと疑ったほうがいい。実家だけでなく、友人や隣人とのつき合いにも難色を示す場合は、マニピュレーターである可能性がかなり高い。

自分以外の人から引き離し、孤立させれば、他の人の影響を排除できるので、マニピュレーターが影響を与えやすくなる。当然支配しやすくなる。だからこそ、マニピュレーターはこの手口を用いるわけで、そのためにターゲットにあること、ないこと吹き込み、他の人への不信感を芽生えさせる。

孤立させる手口は、マニピュレーターの気に食わないターゲットが自分から退場するように仕向けるためにも用いられる。たとえば、私の外来に通院中の50代の男性Kさんが勤めている小さな町工場では、社長が日に何度も現場に見回りに来て、若い従業員とは談笑するのに、Kさんとは決して話さず、目も合わせないという。それだけでなく、他の従業員にKさんが話しかけても無視されることが多い。だから、「社長が『あいつとは話すな』と指示しているのではないか」とKさんは被害者意識を募らせている。

その背景には、Kさんが置かれている状況がある。彼は先代の社長の頃からこの町工場で働いているのだが、先代の死後その息子が継いでから、さまざまな嫌がらせを受けるようになったらしい。

現在の社長は、従業員を若返らせたいようで、新しく入った若い従業員には愛想が良く、しきりに持ち上げるのに、先代の頃から勤めている勤続年数が長い従業員には無愛想だという。それに嫌気がさして、Kさんと同年代の古株の従業員はどんどん辞め、50代以上の従業員はとうとう彼一人だけになってしまった。

Kさんも辞めようかと思ったことが何度もあったそうだ。だが、この年齢では次の職が見つからないのではないかとか、新しい職場で若い人に頭を下げて仕事を一から覚えるのは大変そうとか、いろいろ考えているうちに、なかなか決断できないまま50代になってしまった。そのうえ、コロナ禍の影響で求人が激減したので、現在の職場にしがみつくしかない。

そういう事情がわかっているのか、社長は他の若い従業員に接するときとはまったく違う態度をKさんにだけ示すようだ。しかも、それが他の従業員にもわかるくらい露骨なので、社長がとくに指示しなくても、Kさんと話して社長に目をつけられたら困るとみな思っているのかもしれない。

いずれにせよ、Kさんは職場で孤立しており、「社長は、僕が自分から辞めると言いだすのを待っているのではないか」と疑心暗鬼になっている。そのせいで不安が一層強くなり、出勤しようとすると吐き気がして胸がドキドキするようになった。これでは社長の思うつぼではないか。

同様の手口は、小学校や中学校のいじめでも用いられる。とくに女子に多い。クラスのボス的な女子が、自分の気に入らない女子とは口をきかず、シカト（無視）するように他の女子を誘導する。

ターゲットにされる女子は、教師に気に入られていたり、男子に人気があったりすることが少なくない。おそらくボス的な女子にとっては羨望の対象であると同時に目障りな存在であり、「いなくなればいい」と思っているのだろう。

クラスの多くの女子は、ボス的な女子からにらまれたら、自分がいじめのターゲットにされかねないので、言葉で明確に指示されなくても、何となく空気を読んで、ターゲットの女子をシカトし、孤立させる。

その結果、ターゲットにされた女子が不登校になることもあるが、これはボス的な女子にとっては願ったりかなったりの展開だろう。もしかしたら、ひそかにほくそ笑んでいるかもしれない。ときには、学校で誰にも口をきいてもらえず、シカトされ続けた結果、孤独感に耐えきれず、自殺する悲劇も起きている。

このような悲劇が報じられるたびに、孤立させる手口はターゲットを心身ともに痛めつけ、追い詰めるのにきわめて効果的と痛感する。それがわかっているからこそ、この手口をマニピュレーターはしばしば用いるのである。

当てこすり

先ほど取り上げたKさんは、毎朝の朝礼で耐えがたい思いをしている。なぜかといえば、社長が「スキルのない奴はダメ」「付加価値を生み出せないから給料が上がらない」などと、自分を当てこすっているとしか思えない話をするからだという。

Kさんの被害者意識が強すぎるといえば、それまでだ。しかし、話を聞くと、それだけでかたづけるには事態があまりにも深刻なことがわかる。彼の勤務先の町工場では最近新しい機械を何台も購入したのだが、それに触らせてもらえるのは若い従業員だけらしい。Kさんは機械の扱い方に関する研修にも参加させてもらえず、これまで通り手作業を続けている。当然、スキルアップなど望むべくもない。もちろん、現在の社長が就任してから、給料は全然上がっていない。

彼が何よりも危惧しているのは、機械化を進めるために少しずつ手作業の比率を減らしていく方針を社長が打ち出しているので、そのうち自分に与えられる仕事がなくなるのではないかということである。

この危惧が杞憂に終わることを願わずにはいられない。だが、彼の話を聞くと、不安になるのはそれだけの理由があるからだと思う。というのも、朝礼で社長は「メンタルの弱い奴はダメ」「有休を取ると、その分周囲の負担が増えることを忘れるな」といった話もするそうだが、小さい町工場で心療内科に通院しているのはKさんただ一人で、月に一度の受診日には有休を取っているからだ。

こういう状況なので、Kさんは「朝礼での社長の話は自分に対する当てこすりではないか」と疑っている。その可能性は高いと私も思う。なぜ社長がこんな話をするのかといえば、Kさんの価値を遠回しに否定して、自信を失わせるためだ。ターゲットの従業員が「自分はダメだ」と思い、自己肯定感が低下したらしめたもので、そのせいでKさんのように心身の不調が悪化することも少なくない。

さらに悪化して、出勤できなくなれば、それこそ社長の思うつぼに違いない。それがよくわかっているのか、Kさんはどれだけつらくても、しんどくても、休むという決断ができない。その結果、症状を一層悪化させている。

巧妙なのは、社長があくまでも一般論で話すことだ。決してKさんを名指しで非難しているわけではない。社長が朝礼でするのは、いかにも中小企業の経営者が好んでしそうな類いの話である。だから、たとえKさんが「僕に対する当てつけじゃないですか」と抗議しても、「君のことを言っているわけじゃないよ。あくまでも一般論だ」と反論されるのが落ちだろう。

このように一般論を持ち出してターゲットの価値を遠回しに否定するのは、マニピュレーターが好んで使う手である。たとえば、「スポーツをしない人は……」「キャリアウーマンは……」「子どもがいない人は……」などと一般化して、目の前の相手が属しているジャンルの人間をけなす。

一般化によって毒が薄まってはいるものの、聞いている側は、よほど鈍感でない限り、自分への当てこすりだと感じるだろう。もっとも、勇気を振り絞って「一体何が言いたいんですか」と問いただしても、マニピュレーターは「あなたのことを言っているんじゃありません」とすっとぼけて逃げる可能性が高い。もしかしたら、「気にしすぎ」「自意識過剰」「被害妄想」などと逆に責めるかもしれない。

このように言い逃れが簡単なのは、大きなメリットのはずだ。経営者が、早く辞めてくれればいいと思っている従業員を露骨に軽蔑したり、過度に厳しく叱責したり、怒鳴って暴言を吐いたりすれば、パワハラで告発されかねない。もちろん、「辞めろ」とはっきり言えば、「退職強要」で訴えられかねない。

実際、Kさんの勤務先の社長は、以前従業員から訴えられたことがあるそうだ。何度も執拗に「お前なんか辞めてしまえ」「お前みたいなバカにやる給料はない」などと暴言を吐き、そのうえ「退職しなければ給料を大幅に減らす」と脅したらしい。脅された従業員がたまりかねて弁護士に相談したところ、社長の暴言を録音するよう助言されたので、その通りにして提訴したという。社長は裁判で負け、かなり加算した退職金と慰謝料を訴えた従業員に支払う羽目になった。

そういう騒動があってから、社長が気に入らない従業員に露骨に「辞めろ」と言うことはなくなった。そのかわり、遠回しに当てこすって、ターゲットの従業員が自信も自尊心も失うように仕向けることが増えた。おそらくターゲットの自主退職を期待してのことであり、この社長は訴えられた苦い経験から学んで巧妙なマニピュレーターになったのだろう。

誹謗中傷

マニピュレーターは自分にとって得になると思えば、何でもする。もちろん、誹謗中傷することも厭《いと》わない。これは、ターゲットを一段劣った立場にとどめておき、自分の思い通りにコントロールするためである。たとえ事実からかけ離れていても、場合によっては事実無根であっても、マニピュレーター自身の目的を遂げるためなら、ターゲットのネガティブ情報を平気で流す。

たとえば、20代の女性会社員Lさんは、朝起きたときにフラフラして頭が痛かったので、体温を測ったら38度を超える熱があった。そのため、出勤はとても無理だと思い、その日は休むことを上司に電話して伝えようとした。だが、実際に電話に出たのは女性秘書のMさんで、「伝えておきます」と言ったため、それを信じて電話を切った。自宅にあった解熱剤を服用し、氷枕で冷やしながら一日中寝ていたら、翌日には熱が下がったので、出勤した。

しかし、出勤すると、周囲から白い目で見られているように感じた。一日休んだくらいで一体どうしたんだろう、気のせいかしらと思っていたら、上司に呼ばれ「昨日はどうしたんだ。無断欠勤して」と強い口調で叱責された。Lさんは「電話して秘書の方に『熱が出たので、休みます』と伝えたはずですが」と答え、傍らにいたMさんのほうを見たが、「そんな電話、受けていません」という冷たい言葉が返ってきた。

Lさんは「そんなはず、ありません。電話したはずです」と食い下がった。だが、上司は「無断欠勤しておいて、電話したと嘘をつくのはやめたほうがいいよ」と厳しく言い放ち、Mさんは勝ち誇ったように笑っていた。

その後、Lさんが無断欠勤したという噂は会社中に広まったようで、同期の女性社員から「無断欠勤したんだってね」と笑われたこともある。Lさんはむっとして「そんなことしてないわ。ちゃんと電話したわよ」と言い返したが、この同期は「悪いことをした人ほど、やってないと嘘をつくんだよね」と言い放ち、去っていった。

Lさんは、自分はちゃんと電話して休んだのだと大声で叫びたかったが、証拠がない。電話に出た秘書のMさんが電話を受けてないと言っている以上、Lさんの〝無実〟を証明してくれるものは少なくとも社内にはなかった。

事実無根の噂が広まったことで、Lさんは会社にいる間中まるで針のむしろに座っているように感じるようになった。それでも、大学時代から交際していて、同じ会社の同期でもあるNさんだけはわかってくれるはずと信じていた。ところが、無断欠勤の噂が広まってから、携帯に電話しても出てくれなくなり、社内でたまたま顔を合わせたときも、目を合わせないようにして通り過ぎていった。焦ったLさんはNさんにLINEで「私、無断欠勤なんかしてない。ちゃんと電話して秘書に休むと言ったよ」と伝えたが、

Nさんからは「言い訳がましいのは、みっともないよ」という返信が返ってきた。

その頃からLさんは夜眠れなくなり、頭痛、めまい、腹痛、吐き気などの身体症状に悩まされるようになったので、内科を受診して検査を受けた。だが、とくに異常はなく、紹介されて私の外来を受診した。不安や抑うつ気分などの精神症状も認められたので、「適応障害」の診断書を出して休職することになった。

自己保身のための嘘八百

休職中のLさんに、さらにショックな出来事が追い打ちをかけた。Nさんから宅配便が送られてきて、その中にはLさんが大学時代からNさんの誕生日やクリスマスなどにプレゼントした品々が詰め込まれていた。おまけに、「出会い系サイトで知り合った男と不倫して、その妻に会社に怒鳴り込まれるような女とはつき合えない」という手紙も同封されていたのだ。

Lさんはびっくり仰天した。出会い系サイトを利用したことも、不倫したこともなかったからだ。しかし、Nさんの手紙から察すると、そういう噂が社内で流れているようだったので、同期の一人にメールで事情を尋ねた。すると、驚愕の事実が判明した。Lさんと出会い系サイトで知り合って不倫していた男性の妻が、男性の携帯を盗み見て不倫の事実を知り、会社に怒鳴り込んできたが、秘書のMさんが「Lさんはもう退職したから、当社とは一切関係ありません」と上手に説明して追い返したと、Mさん自身が吹聴しているというのだ。しかも、「これは秘密だけどね」という前置きをつけて。

またしてもMさんの嘘で窮地に立たされたLさんは、頭にカーッと血が上った。すぐにMさんに電話して「なぜ嘘八百の話を言いふらすんですか」と問い詰めてやろうかと思ったほどだ。だが、そんなことをすれば、逆に何を言いふらされるか、わかったものではない。第一、無断欠勤の噂を社内に広められたせいで、Lさんの信用は地に落ちており、たとえMさんの嘘を告発しても、信じてもらえるとは到底思えなかった。

そこで、なぜMさんがLさんを追い詰めるような嘘を繰り返すのか、じっくり考えてみた。Mさんとは、上司からの指示を伝えられたり、上司に提出する書類を渡したりするときに二言三言話すくらいで、それほど深い関わりがあるわけではなかった。もちろん、もめたことも一度もなかった。だが、思い当たるふしが一つだけあった。

Lさんが無断欠勤したという事実無根の噂が流される少し前、Lさんは夏休みを取り、家族と一緒に避暑地のペンションに泊まってのんびり過ごしていた。そのとき、地元のレストランでMさんが取引先の社長と一緒に食事をしているのを目撃したのだ。

Mさんとはほとんど毎日顔を合わせていたし、取引先の社長もときどき会社に来ていて、顔だけは知っていたので、挨拶に行こうかと思った。だが、軽く会釈したLさんと目が合ったのに、Mさんは顔をそむけるようにして、その後そそくさとレストランから出ていった。

夏休みが終わって会社に出勤した際、LさんはMさんに「避暑地の○○でお会いしましたよね」と言うようなことはしなかった。同僚にそれとなく「あの取引先の社長は結婚していたっけ」と尋ねたら、「結婚しているわよ。あの人入り婿でしょ」という答えが返ってきたからだ。

Mさんは独身だが、取引先の社長が妻帯者であれば、不倫ということになる。避暑地は遠方にあり、泊まりがけでないと行けないので、仕事上の打ち合わせで一緒に食事をしていたという言い訳は通用しないだろう。だから、Lさんと目が合っても、Mさんは会釈せず、それどころか顔をそむけるようにしたのだと腑に落ちたので、一切触れないようにした。もちろん、Mさんと取引先の社長が避暑地で一緒にいるところを目撃したと言いふらすようなこともしなかった。

もっとも、Mさんからすれば不安だったのかもしれない。避暑地で取引先の社長と一緒に過ごしているところを、同じ会社のLさんに目撃されたのだから、そのことを言いふらされるかもしれない。取引先の社長が既婚者だということは社内では知られていて、不倫の噂が社内で広まる恐れもあった。だから、その信憑性が低くなるように、先手を打ってLさんが無断欠勤したという噂を流したとも考えられる。

それだけMさんの不安が強かったことは容易に想像がつく。だが、Lさんは、Mさんが不倫していることを言いふらしたわけではない。しかも、Lさんが休職すると、今度は出会い系サイトで知り合った男性と不倫という根も葉もない噂までMさんは広めたのだから、やりすぎのようにも見える。

とはいえ、わが身を守るためなら何でもするのがマニピュレーターである。Lさんには、Mさんの不倫を言いふらすつもりが全然なくても、Mさんは自分を基準にして考える。おそらくMさんは他人の不倫現場を目撃したら誰かに話さずにはいられない、いやそれどころか、できるだけ多くの人々に言いふらさずにはいられないタイプなのだろう。

そういう人は、他人も自分と同じことをするはずだと考えやすい。だから、LさんもMさんの不倫を社内で言いふらすのではないかと危惧し、Lさんの話は信用できないという印象を与えるために、無断欠勤、さらには出会い系サイトで知り合った男性と不倫という事実無根の噂を流した可能性が高い。そうすれば、たとえLさんがMさんの不倫を社内で言いふらしても、誰も信用してくれないだろうから、結果的にMさんにとって得になる。

ちなみに、Mさんが、Lさんの不倫相手の妻が会社に怒鳴り込んできたとき、「Lさんはもう退職しましたから……」と上手に説明して追い返したという作り話を吹聴したのは、Mさんの願望の投影のように私の目には映る。Mさんにとって、自分の不倫の噂を広めるかもしれないLさんは排除すべき邪魔者であり、会社からいなくなればいいと思っていたからこそ、こういう作り話を言いふらしたのではないか。

邪魔者を蹴落とすための怪文書

このように自分にとって邪魔な相手を蹴落としたら得になると思えば、その相手を一段劣った立場にとどめておくために事実無根のネガティブ情報を流すことは、決して珍しくない。たとえば、大学の医学部の教授選が行われる前には必ずといっていいほど候補者の悪行を暴露した怪文書が飛び交う。だいたい金か女にまつわる悪い噂で、どこまで本当なのか、わからない。それでも、その怪文書のせいで大本命と目されていた医師が落選して、別の医師が教授に就任することもあるので、やはり効果があるのだろう。

怪文書が、知事や市長、議員などの選挙の前に出回ることもある。あるいは、ある候補者の悪行が週刊誌で報じられることもある。どこまで本当なのかと思うことも少なくないが、そういうネガティブ情報のせいで立候補を断念したり、落選したりすることが実際にあるようだ。だからこそ、選挙の前になると対立候補のスキャンダルを血眼になって探し、なければでっち上げてでも悪い噂を流すのかもしれない。

似たような話はどこでも耳にする。たとえば、30代の男性会社員Oさんは、プロジェクトリーダーに抜擢されかけたが、上司から突然「残念だが、その話はなくなった」と告げられた。信じられなくて、理由を執拗に問いただしたところ、「君が取引先の社長の妻と不倫していて、それに気づいた社長が君に慰謝料を請求し、当社との取引を中止しようとしているというファックスが届いたんだ。大切なお得意様だから、君を抜擢するわけにはいかない」という答えが返ってきた。

まったく身に覚えのないことだったので、Oさんは「不倫なんかしていません」と釈明しようとした。だが、上司は「火のないところに煙は立たないからね。お得意様との間になるべく波風を立てたくないという当社の方針は、君もわかっているはずだ」と取り合ってくれなかった。しばらくして、Oさんの同期の男性がプロジェクトリーダーに抜擢されたので、この男性がファックスを会社に送ったのではないかとOさんは疑っている。しかし、その証拠はない。第一、ファックスの発信元を特定できない以上、Oさんとしては何もできない。

ファックスで送りつけられた文書のせいでチャンスを逃したという話は、元女子アナのPさんからも聞いた。以前勤めていたテレビ局で情報番組の司会の話がきて喜んでいたのだが、その話がつぶれたので、上司に理由を尋ねた。すると、Pさんの不倫を告発するファックスがテレビ局に送られてきたことが判明した。身に覚えがないPさんは、Oさんと同様に釈明しようとした。

しかし、上司からは「たとえ真偽不明でも不倫の噂が流れた女子アナを使うことをスポンサーは嫌がる。上層部はスポンサーが離れることを何よりも恐れているので、仕方ない」という答えが返ってきた。

その後、先輩の女子アナが司会の座を射止めたので、ファックスを送ったのはこの先輩ではないかと、Pさんはテレビ局を退職した今でも疑っている。しかし、証拠がない以上、どうすることもできない。

OさんもPさんも、事実無根のネガティブ情報によって大きなチャンスを逃している。それだけ、マニピュレーターが邪魔者を排除するために送りつける文書に破壊力があるからだろう。

だが、それだけではない。いずれの場合も、事実関係を少し調べれば嘘だということは容易にわかりそうなのに、上司がそれをやっていない。いや、それどころか、文書に記載された作り話を真に受けている。それだけ、誹謗中傷に惑わされやすい人が多いということであり、そこにマニピュレーターは巧妙につけ込む。

なお、デジタル化が進んだ現在でも、邪魔者を蹴落とすための怪文書がファックスで送信されることは少なくないようだ。おそらく足がつきにくいからだろう。マニピュレーターは、自分がやったことを知られるのを何よりも嫌がる。だからこそ、コンビニから送信すれば、誰が送ったのかを特定するのが難しいファックスは、マニピュレーターにとって格好のツールなのである。

被害者面

先ほど取り上げたメーガンさんもそうだが、マニピュレーターは被害者面をするのが得意だ。自分が被害者であるかのように装って、相手を悪者にし、自分自身の過ちが問われるのを極力避けることは、得になるからである。

たとえば、私がメンタルヘルスの相談に乗っている企業に、遅刻を繰り返す20代の女性社員Qさんがいた。その分をカバーしなければならない他の社員から苦情がきていたので、40代の上司がやんわりと注意した。しかし、改善の兆しが一向に見られない。他の社員の手前もあり、上司が今度は強めに叱責した。すると、Qさんは「パワハラです！」と逆ギレし、上司は人事に呼び出されて、事情を説明する羽目になった。

それと並行して、人事が周囲の社員にも事情を聞いたところ、Qさんが遅刻を繰り返していたことが判明した。また、他の社員もそれに不満を抱いており、上司の叱責の仕方は妥当で、とくに問題になるようなものではないという印象を抱いた社員が多いことも明らかになった。そのため、必ずしもパワハラとはいえないという結論が出た。

もっとも、遅刻の常習犯だということが人事にばれたとはいえ、Qさんはクビになったわけではない。しかも、上司は、少しでもきつい対応をするとパワハラで告発されかねないことを学習したのか、その後はQさんに対してあまり厳しく言わなくなった。だから、Qさんはある意味では得したという見方もできる。

また、20代の女性社員Rさんは、取引先の男性から食事に誘われたが、丁寧に断った。しかし、その男性がストーカー化して、卑猥な内容を含んだメールが何通も届くようになった。上司に相談し、会社を通して苦情を伝えたら、連絡はこなくなったものの、

「自分は二股かけられた」「あいつは誰とでも寝る女だ」「あいつは枕営業も平気でやる」などと根も葉もない噂を流された。

いくら事実無根だと説明しても、同僚から「火のないところに煙は立たない」と言われ、職場に居づらくなり、ストレスから夜眠れなくなって私の外来を受診した。結局、Rさんは退職したので、食事の誘いを断られて顔をつぶされたように感じ、激高した取引先の男性の復讐願望は満たされたのではないか。

Rさんの場合は、取引先の男性から送りつけられたメールが何通もあり、ストーカー行為を確認することができたが、なかには、そういう証拠がないのに「ストーカーされている」と訴え、被害者ぶる女性もいる。

たとえば、以前私が通っていたジムで、女性メンバーSさんが「(男性メンバーの)Tさんからストーカーされている」としきりに吹聴していた。Sさんは「弁護士に依頼して、ストーカーしないようにTさんに伝えてもらった」とも話していたので、Sさんはストーカーの被害者なのだろうと、私も含めてメンバーの多くが思っていた。

しかし、その後TさんがSさんを名誉毀損で訴え、慰謝料と損害賠償を請求した。T

さんの主張は「Sさんに『ストーカーされている』と言いふらされたせいで、社会的信用が低下し、損害を被った」というものだった。

裁判の過程で、Sさんがジムで話していた経歴や職業も、ストーカー行為の内容も、弁護士を通してストーカーしないようにTさんに伝えたという話もすべて嘘だったことが判明した。当然、Tさんが勝訴した。

自分がストーカーの被害者であるかのように装って、ジムのメンバーから注目され、同情されることは、自己顕示欲の強いSさんにとって得だったからこそ、ストーカー被害をでっち上げたのだろう。もっとも、私を含めたジムの多くのメンバーは、Sさんの話を信じ、コントロールされていたわけで、いい面の皮である。

こういうことは夫婦間でも起きる。40代の男性Uさんは、突然妻が二人の子どもを連れて自宅マンションを出ていき、離婚を請求された。その理由がDVだというのだが、Uさんはまったく身に覚えがなかった。しかし、妻は「夫に殴られて額にこぶができた」とDV被害を訴え、診断書まで添えて離婚を要求してきた。

離婚はやむをえないにせよ、Uさんとしては、どうしても子どもの親権を取りたかった。妻も親権を要求したので、調停では折り合いがつかず、裁判に持ち込まれた。調停から裁判に至る過程で、Uさんはうつ状態になり、私の外来を受診した。

その後、裁判の証人として同じマンションの住人が出廷し、「(妻が)自分で額をコンクリートの壁に何度もぶつけているのを目撃した」と証言してくれた。おかげで、DV疑惑がやっと晴れた。さらに、妻の主張にはかなり嘘が含まれていたことも裁判で明らかになった。しかし、Uさんが親権を取るのは簡単ではなさそうで、落ち込むことが少なくない。

このように、ときにはありもしない事実をでっち上げて被害者のふりをし、自分にとって得になるよう事態を逆転させるのがマニピュレーターだ。いくら本人の主張と周囲のとらえ方との間に落差があっても、そんなことはマニピュレーターにとって問題ではない。

たとえ周囲が客観的に「あの人は被害者ではない」と認識していても、マニピュレーター本人はあくまでも「自分は被害者」と言い張る。これは、相手に責任転嫁して「自分は悪くない」と自己正当化するためだ。そのうえ、被害者面をすることによって、自分のほしいものが手に入ると気づけば、被害者のふりを続け、決して譲らない。

罪悪感をかき立てる

マニピュレーターは、自分が被害者であることをしきりに強調し、相手の胸中に強い罪悪感をかき立てることが少なくない。そうすれば、自分の思い通りになるように相手を誘導でき、結果的に得になるからだ。

たとえば、40代の専業主婦Vさんは、結婚して20年間ほど平穏に暮らしていた。ところが、ある時期から夫が家事の仕方に文句をつけるようになった。「飯がまずい」「ワイシャツの汚れが落ちていない」「アイロンのかけ方が悪い」「部屋が汚い」などとしきりに不満を漏らし、ときには「こんなまずい飯食えるか」と言い放ち、夕食に手をつけず、出ていってしまったこともある。

その後も、夫のダメ出しは続き、Vさんは「ダメな自分が悪いんだから……」と反省し、夫から指摘された点を改善しようと、それまで以上に家事にいそしんだ。しかし、夫のダメ出しはエスカレートし、ついには「こんなダメな妻とは一緒に暮らせない」と言いだした。

やがて夫は自宅に帰ってこなくなり、夫が署名捺印した離婚届が送られてきた。Vさんは愕然とした。だが、夫の代理人の弁護士が訪ねてきて、夫の離婚意思は固く、すみやかに離婚すれば、大学受験を控えていた一人息子の大学の入学金を出す用意があると伝えた。しかも、弁護士は「子どもが18歳以上だと、養育費は普通もらえないんですよ」とつけ加えた。そのため、Vさんは離婚届に署名捺印した。

離婚後は、息子の大学の近くの安いアパートに二人で引っ越し、大学の学費は奨学金で、生活費はVさんのパートと息子のアルバイトで捻出した。ぎりぎりの生活だったが、Vさんは「自分がダメな妻だったのだから仕方ない」と思っていた。

しかし、離婚から約1年後、驚愕の事実が判明した。ある手続きのために必要だったので、戸籍謄本を取り寄せたところ、Vさんの夫が離婚直後に再婚しており、子どもまで生まれていたことがわかったのだ。しかも、子どもが生まれた時期から推定して、夫がVさんとの婚姻期間中から現在の妻と肉体関係を持っていたことは明らかだった。

Vさんは激怒した。夫がVさんを「ダメな妻」と責め続けたのは、不倫の慰謝料を払わずに離婚するための布石であり、自分をだましていたと気づいたからだ。Vさんをさいなんだのは夫への怒りだけではない。夫のダメ出しをうのみにして、不倫の慰謝料をもらわずに離婚したせいで、息子に惨めな思いをさせている自分を責め続けた。そのせいで眠れなくなり、私の外来を受診した。

おそらくVさんは罪悪感を覚えやすい女性なのだろう。長年の結婚生活で夫はそのことに気づいていたからこそ、妻へのダメ出しを続け、それをうのみにした妻が「ダメな自分が悪いんだから……」と思い込むのを待っていたのではないか。

このように罪悪感をかき立てることは、親子間ではより頻繁に行われる。相手に罪悪感を投げつけることによって、自分自身が罪悪感にさいなまれずにすむからだ。平たくいえば、うまくいかないのは自分が悪いせいではないと思い込めるというメリットがある。

たとえば、40代の女性Wさんは、小学生の頃、両親が喧嘩ばかりしていたので、母親に「どうしてお父さんとお母さんは喧嘩ばかりしているの?」と尋ねた。すると、母親から「あんたがいるからよ。あんたがいなければ、お父さんとお母さんは仲良しなのよ」という言葉が返ってきたという。

Wさんは、「自分が悪い子だから、お父さんとお母さんは仲が悪いのか」と思い、ショックを受けた。そのため、自分がいい子にしていたら、両親は仲良くしてくれるのではないかと考え、母親の言いつけには素直に従い、できるだけ逆らわないようにした。

しかし、Wさんの努力もむなしく、彼女が中学生の頃に両親は離婚した。Wさんは母親に引き取られたが、母親が今度は「お父さんと離婚することになったのは、あんたのせいよ」としきりに言うようになった。自分が悪いことをしたという自覚はなかったが、Wさんは「やはり自分が悪い子だったからなのかな」と思い、母親の言うことは素直に聞き続けた。

このように、父親との喧嘩も離婚も「あんたのせい」と母親から言われ続けたことは、40代になってもトラウマとして残っているという。そのため、Wさんはカウンセリングを受けているのだが、いまだに「あんたのせい」という母親の声が耳に響いてくるらしい。

「あんたのせい」「お前のせい」などと子どもを責めることによって、罪悪感をかき立てるのは、マニピュレーター的な親の常套手段である。Wさん以外にも、そのせいで罪悪感を覚え、悩むようになった人は少なくない。

たとえば、20代の女性は、大企業への就職が決まり、母親に報告したところ、喜んでくれるかと思いきや、真逆の反応だったので、ショックを受けたという。母親は「お母さんはあなたが生まれたから仕事をあきらめたのよ。あなたのせいでキャリアをあきらめたのに、あなたは……」と愚痴をこぼしたのだ。

母親はもともとキャリア志向が強い女性だったが、娘を妊娠したことをきっかけに会社を退職して専業主婦になったらしい。そういう経緯があったからこそ、こんな愚痴をこぼしたのかもしれない。しかし、そのせいで娘は罪悪感にさいなまれるようになり、カウンセリングを受けている。

逆に、子どもが親を責めて罪悪感をかき立てることもある。たとえば、70代の女性は夫の死後、一人娘から「お母さん、一人だと寂しいだろうから、うちの家族と同居したら」と言われ、孫と一緒に住めたら寂しさがまぎれるかもしれないと思い、娘の家族と同居するようになった。この女性は共働きの娘のために家事と育児を担ったが、約1年後、予想もしていなかった事態になった。娘夫婦が離婚したのだ。

その後、娘はことあるごとに「お母さんがうちに来たから、夫が出ていった。離婚したのはお母さんのせい」と母親を責めるようになった。母親としては、娘から提案されて同居するようになったのに、なぜこんなに責められるのかと腹が立って仕方ない。

それに、年齢とともに家事も育児もしんどくなってきたが、娘夫婦との同居を開始したときに、それまで住んでいた一戸建ての家を売却したので、戻るところはない。ちなみに、売却代金はほとんど娘夫婦の自宅マンションのローン返済に充てられた。そのため、娘が同居を申し出たのは、母親が住んでいた家の売却代金目当てだったのではないかと、母親は疑うようになった。しかし、それを娘に問いただすだけの勇気はなく、母親はもんもんと思い悩むことが多くなって、私の外来を受診した。

私が聞いたのは母親の話であり、同居するようになった経緯については娘なりの言い分があるのかもしれない。だが、自分の離婚を母親のせいにして責めるのは、ちょっとやりすぎではないか。

もちろん、誰だって、人生がうまくいかないのは自分のせいだとは思いたくないだろう。だから、離婚したとか、仕事をあきらめたとかいう敗北感を抱かざるをえないことがあると、それを他の誰かのせいにして責めたくなるわけで、その気持ちはわからなくもない。

もっとも、そういう他責的な傾向が人一倍強いのがマニピュレーターである。しかも、身近にいる相手ほど責任転嫁しやすいので、どうしても家族がターゲットになりがちだ。結果的に子どもがトラウマを抱えたり、親がうつになったりする危険性もあるが、そのことにマニピュレーターは想像力を働かせることができず、家族を平気で傷つける。

エサで釣る

第1章で取り上げた〝45股男〟は結婚というエサで釣って多数の女性から金品をだまし取ることに成功した。このようにエサで釣って自分の望むものを手に入れようとするマニピュレーターはどこにでもいる。

たとえば、知り合いの30代の派遣社員の女性は、勤務先の正社員の男性にいいように利用されている。この男性は、彼女に部屋の掃除をさせ、食事も作らせ、そのたびに

「君は家庭的だから、いいお嫁さんになれる」などと言って、結婚をほのめかす。月末になると、お金まで借りるが、返してくれたことは一度もない。

女性のほうも、自分が結婚をエサに利用されているだけなのではないかと薄々感じてはいる。しかし、派遣という不安定な身分で不安を覚えていることもあって、できるだけ早く結婚したいと思っており、彼の要求に唯々諾々《いいだくだく》と従っている。

彼の部屋を掃除していて、他の女性のものと思われる長い髪の毛を見つけたときも、「満員電車の中で揺られていたときに女の子の髪の毛が服について、そのまま持ち帰ったんだろう」という彼の言い訳を彼女は信じた。いや、信じようとしたという。これは、彼女の結婚願望が非常に強く、現時点で結婚できる可能性がありそうなのは彼だけなので、信じるしかないという事情によるようだ。

この男性は、女性の結婚願望につけ込んで利用することしか考えてないという点では、〝45股男〟と似たり寄ったりのように私には見える。二人とも凄腕のマニピュレーターだからこそ、女性に自分を信じさせることができるのだろう。

同じようなことを取引先からされると、もっと困る。不安でたまらないと訴えて私の外来を受診した40代の中小企業の経営者Xさんは、「大きな仕事が発生したら、必ず声をかけますから」と言いながら、面倒な仕事や儲からない仕事ばかりを振ってくる取引先の30代の担当者の男性にいつも泣かされている。しかも、何かミスが発生すると、自社の責任であっても、Xさんのせいにする。

Xさんが資金繰りに困っているのをいいことに、便利な使い捨ての下請けとしてしか考えていないのではないかと思うと腹が立つが、なかなか断れない。一度断ると、次から仕事を回してもらえなくなるのではないかという危惧があるし、もしかしたら本当に大きな仕事を振ってもらえるかもしれないと一抹の期待も抱いているからだ。

厄介なのは、この取引先の担当者が嘘をついているとは決めつけられないことだ。大きな仕事が発生したら、本当に声をかけてくれるつもりだったのだが、これまでは大きな仕事がなかったから、声をかけられなかっただけかもしれない。そうだとしたら、「こちらの弱みにつけ込んで面倒な仕事や儲からない仕事ばかり押しつけているんだろう」と担当者を責めるわけにはいかない。

実際、Xさんが取引先の担当者に「これはかなり面倒だし、利益もあまり出ない仕事ですが、これをお引き受けしたら、次は本当に大きな仕事をいただけるんですね？」と尋ねたところ、「大きな仕事が入ったら、是非お願いしたいと個人的には思っていますが、いつ入るかは現時点ではわかりませんし、どこに発注するかも会議で決めます。うちの仕事をいつもきちんとやってくださっている下請けの中から選びます」という答えが返ってきたという。

この答えは、二重のあいまいさを残しているという点で、芸術的である。まず、大きな仕事が入る時期をあいまいにしている。また、どこに発注するかは会議で決めると伝えることによって、発注先を自分一人で決められるわけではないので、どこになるかわからないという言い逃れもしている。これは、お宅に発注できないとしても、それは自分のせいではないと暗に伝えるためでもある。

こういう人は、たとえXさんから「今まで一度も大きな仕事を回してくれなかったじゃないですか」と問い詰められても、「大きな仕事がこなかっただけで、本当に回してあげるつもりでしたよ」と巧妙に言い逃れるだろう。担当者の言葉の真偽をたしかめるのが難しいからこそXさんは当惑し、一層不安になるわけだが、このようなあいまいな言い方で非難されないようにして、責任逃れをするのはマニピュレーターの得意技である。

微妙な脅し

この担当者が巧妙なのは、「うちの仕事をいつもきちんとやってくださっている下請けの中から選びます」という言葉によって、暗に脅していることだ。これは、裏返せば、「面倒な仕事や儲からない仕事でも、嫌がらずに引き受けてくれる下請けにしか、大きな仕事は発注しない。大きな仕事がほしかったら、文句を言わずにやれ」と伝えているのである。

こうした微妙な脅しは、マニピュレーターの常套手段である。たとえば、上司が部下に「厄介な仕事でも嫌がらずにやる人は出世する」と言うときは、「俺が命じる仕事は、どんなに厄介でも、ときには汚れ仕事でも、嫌がらずにやる奴しか、昇進させない」と脅している可能性が高い。

あるいは、上司が部下に厄介な仕事を押しつける際に、「君がやりたくないと言うのなら、かまわない。君のポストをねらっている奴も、君の代わりに仕事を引き受けてくれる奴もたくさんいるんだから」と言うこともあるかもしれない。これも、一種の脅しととらえるべきだろう。さらに、引き受けることを渋る部下に上司が「君のためを思って言っておくけど、それではすまないよ」とか「すごく高くつくよ」とか言う場合は、脅しが一歩進んだとみなして差し支えない。

また、「転勤を受け入れる人しか昇進できない」という会社の内規も、「転勤しない奴は昇進させない。だから、出世したかったら、どんな僻地でも嫌がらずに転勤しろ」という脅しと解釈することもできる。

あるいは、親が子どもに「親が寝たきりになったときに介護してくれる子どもに遺産を譲りたいと思うのが親心」と言うときは、「私をきちんと介護してくれなければ、遺産を一銭もやらない」と脅しているとも考えられる。

たとえば、40代の独身女性は、実家を出て、一人で働きながら自活していたが、仕事がしんどい割に給料が一向に上がらないことに不満を抱いていた。そのため、父親の死後単身生活に不安を覚えた母親から「一緒に暮らして、介護をしてくれた子どもに財産を譲るつもり」と言われ、離職して実家に戻り母親を介護するようになった。

ところが、年老いてますます頑固になった母親のわがままに振り回され、疲れ果てた。しかも、少しでも反発すると、母親が「嫌なら、出ていけばいい。私はここで一人でやっていける」と言い放ち、杖を振り回すので、自分は一体何をやっているんだろうと徒労感にさいなまれ、何もする気がなくなって私の外来を受診した。

「出ていけばいい」と言われても、この年齢で新たに仕事を探すのは至難の業である。たとえ見つかったとしても、離職したときよりも条件が悪くなるのは目に見えている。そういうことをわかったうえでこんな言葉を吐く母親への怒りを彼女はどうしても抑えられない。いつか、介護殺人を犯すのではないかという不安にしばしば襲われ、それを防ぐにはどうすればいいのか知りたいと思ったことも、精神科を受診した一因だという。

この母親は、「私の要求に従わなければ、遺産を一銭もやらない」という脅し文句をはっきりと口にしたわけではない。それでも、そう受け取られるようなことをほのめかして、娘が介護離職するように巧妙に仕向けた。このように明白な脅し文句を一切吐かず、暗に脅して、相手を自分の望み通りに操作するのがマニピュレーターである。

暗に脅すことができるのが優秀なマニピュレーターであり、そうでなければ賢明な支配者にはなれない。なぜならば、ルネサンス期のイタリアの政治思想家マキアヴェッリが述べているように「ある人物が、賢明で思慮に富む人物であることを実証する材料の一つは、たとえ言葉だけであっても他者を脅迫したり侮辱したりしないことである」からだ。

脅迫や侮辱を慎まなければならない理由として、マキアヴェッリは「相手に害を与えるのに何の役にも立たない」ことを挙げている。それどころか、「脅迫は、相手の要心を目覚めさせるだけだし、侮辱はこれまで以上の敵意をかき立たせるだけ」であり、「その結果、相手はそれまでは考えもしなかった強い執念をもって、あなたを破滅させようと決意する」という。

私はマキアヴェッリの鋭い人間観察力に敬服しており、彼の言葉を座右の銘にしている。そのため、わが身を守るためにこそ、他人を脅迫するような言葉を吐くことは厳に慎んでいるのだが、その必要性にマニピュレーターは動物的な勘で気づいているのかもしれない。だからこそ、自己保身を重視するマニピュレーターほど、明白に脅すことは決してせず、暗に脅すという巧妙な手段を用いるのではないだろうか。

参考文献
「小室圭さんに尽くす眞子さま　メーガンさんに従うヘンリー王子との類似性」ＮＥＷＳポストセブン、２０２１年６月４日
塩野七生『マキアヴェッリ語録』新潮文庫、１９９２年

第3章　なぜこんなことをするのか

これまでマニピュレーターのさまざまな手口を見てきたが、なぜこんなことをするのか。この章では、その動機を分析し、根底に潜む精神構造を明らかにしたい。

何か得することがある

やはり何か得することがあるからだろう。何が得になるかはさまざまであり、それがわかりやすい場合とわかりにくい場合がある。

第1章で紹介した5歳児餓死事件で母親とともに逮捕された40代のママ友、あるいは詐欺の疑いで逮捕された〝45股男〟の場合は金品が目当てなのでわかりやすいが、何が目当てなのか一見わかりにくいマニピュレーターのほうが実は圧倒的に多い。だから、なぜこんなことをするのかという疑問が湧いてくる。

ただ、本人の手口をじっくり観察し、これまでの経緯や周囲との関係などもわかってくるにつれて、秘められた思惑があらわになる。たとえば、これまで紹介したケースにも次のような思惑が隠されていた。

「同期を引きずりおろすことによって相対的に自分の評価を高めたい」

「気に入らない従業員が自主退職するように仕向けて給料を払わずにすむようにしたい」

「自分の不倫を言いふらしかねないターゲットの信用を地に落として自己保身を図りたい」

「邪魔者を蹴落として自分がチャンスをつかみたい」

「上司を悪者に仕立て上げ、遅刻の常習犯という自らの評判を払拭したい」

「自分のストーカー行為という〝悪〟を帳消しにしたい」

「夫のDV被害を離婚裁判で訴えて子どもの親権を取りたい」

「不倫の慰謝料を払わずに離婚したい」

「下請けの中小企業に面倒な仕事や儲からない仕事を押しつけたい」

いずれの場合も、それなりに得することがあるからこそマニピュレーターは策を弄する。自分が得することが何もないのに、さまざまな手口を駆使して時間とエネルギーを浪費するようなことは決してしない。損得に実に敏感なのがマニピュレーターである。

だから、なぜこんな回りくどいことをするのか、なぜこんな持って回った言い方をするのかと疑問を感じたときは、何か得することがあるのではないかと疑ってかかるほうがいい。

疑いのまなざしでじっくり観察しながら分析しているうちに、実はこういう利得がからんでいたという驚きの事実が明らかになることも少なくない。

強い支配欲求

いくら観察しても、何も得することがなさそうに見える場合もあるだろう。あるいは、たとえ得になるとしてもほんの少しで、いかにも〝コスパ〟が悪そうに見える場合もあるだろう。にもかかわらず、マニピュレーター的ふるまいを繰り返す人がいる。そういう人は、支配欲求を満たすことによって得られる満足感と快感を忘れられず、繰り返している可能性が高い。

そもそも、程度の差はあれ人間は他人を支配することに満足感と快感を覚える。相手が自分の言うことを聞いてくれたり、自分の思い通りに動いてくれたりすると、誰でもうれしくて心地良い気分に浸るはずだ。マニピュレーターはそれが人一倍強い。

たとえば、第1章で紹介した「みんな」「○○さん」「向かいの家」などの第三者を〝憎まれ役〟にして近所の家にいろいろ要求し、草刈りや掃除をやらせていた年配の女性の場合、それによって得することがなかったわけではないが、それほど大きな利得があったとは思えない。むしろ、近所の住人が自分の教えた〝ローカルルール〟に従ってゴミを出したり、自分の要求に従って草刈りや掃除をしたりしたことによって、支配欲求が満たされたのではないか。その結果、満足感と快感を味わえたからこそ、同じことを繰り返したのだと私は思う。

このように支配欲求を満たしたいマニピュレーターが上の役職に就いていると、下の人間は閉口する。程度の差はあれ権力を手にしたマニピュレーターの命令や指示に従わなければならないからである。

たとえば、某金融機関の支店長は、店内に落ちていた1円玉を部下に命じて警察に届けさせた。「金融機関なんだから、お金に関して間違いがあってはならない。後からお客様が、1円玉が落ちてなかったかと探しにいらっしゃったら、どうするんだ」というのが、その理由らしいのだが、そんな客って実際にいるんだろうかと首をかしげたくなる。

たしかに「1円を笑う者は1円に泣く」という言葉もあるので、1円だっておろそかにはできない。しかし、いい年をしたスーツ姿の行員が1円玉を届けにきたとき、警官も面食らったのではないか。おまけに、3カ月経っても、持ち主が名乗り出なかったので、わざわざ受け取りに行ったと聞いて、私は吹き出した。

この話をしてくれた行員は、その支店に勤めており、毎日のように支店長から細かく注意され、いちいち確認させられて、眠れなくなったということで、私の外来を受診した。支店長がどれだけ細かいかを示すエピソードとして話してくれたわけだ。

この行員は、ハンコがちょっと斜めについていてあっただけで、支店長から30分以上くどくど言われたり、付箋を貼る位置がちょっとずれていただけで、付箋の貼り方について1時間以上も説教されたりして、疲れ果てていた。他の行員も困っているようだが、支店長は間違ったことを言っているわけではないので、反論しにくいという。

支店長の細かさを如実に示す次のようなエピソードもある。いつもはあまり使っていない応接室で、他の支店の管理職を招いて会議を行い、無事に終わって、くつろいでいたところ、壁のカレンダーが1枚めくられておらず、先月のままだったのを支店長が目ざとく見つけた。そして、くどくど説教した。それが延々と続いたので、社員はみんな唖然としたそうだ。

たしかに、カレンダーを1枚めくるのを忘れていたのは落ち度だが、ちょっと注意すればすむことだ。しかも、普段は使っていない応接室なのだから、仕方ないだろう。他の支店の管理職だって、壁のカレンダーなど気にしていないはずだ。

にもかかわらず、この支店長は延々と説教して社員を辟易させた。これは、周囲を自分の思い通りにコントロールしておかないと気がすまないからで、支配欲求が人一倍強い。良くいえば何事もきちんとしておきたい完璧主義者なのだが、支配欲求が強いため、周囲にも完璧を求めて「マイルール」を押しつけようとするところがあるように見える。

そのせいで部下は息苦しさを感じる。さらに困ったことに、あまりにも細かいことを指摘されて、そのチェックに時間がかかるせいで、作業能率が上がらない。そのせいか、この支店の業績は落ちているらしい。結果的に支店長の機嫌が悪くなり、一層口うるさく注意するので、部下が萎縮して、作業能率がさらに低下するという悪循環に陥っているようだ。

このように支配欲求が強いマニピュレーターが〝長〟のつく役職を務めている組織では、重苦しい雰囲気が漂う。それを私自身も経験したことがある。以前勤務していた大学で、新しい課程を設置することになり、その可否を問うための採決が教授会で行われた。「理事会にかけるので、できるだけ全会一致でお願いします」という学長の言葉の後、挙手による採決だった。

賛成多数で可決されたのだが、数人の教員が、賛成ではなく、保留に手を挙げた。賛成しなかった教員は、後から学長室に一人ずつ呼ばれて、「この大学の将来についてどう考えているのですか?」と学長を含めた数人の執行部から詰問されたということである。

学長からすれば、私立大学の経営が大変な時代に、大学の将来を考えて新しい課程を設置しようとしているのに、それにたてつくなんてとんでもないということだろう。もっとも、学長は賛成に手を挙げなかったことを直接とがめたわけではない。「大学の将来のため」という正義を振りかざし、自分たち執行部の方針に従順ではない教員にやんわりと〝圧力〟をかけたように私の目には映った。

やんわりと〝圧力〟をかけるのは、マニピュレーターが好んで使う手口だ。それが功を奏したのか、呼び出された教員の一人は、いろいろ悩んだ末に、自宅から3時間近くかかる遠方の大学に移った。この大学に定年までいるつもりで近くに一戸建ての家を購入していたのに、辞めて別の大学に移る決心をしたのは、耐えられなかったからだろう。

この話を耳にしたとき、正義を振りかざして、つるしあげをやっているような印象を受けた。もっとも、自分の思い通りに支配しないと気がすまないマニピュレーターがトップにいる組織では、どこでも似たようなことが行われているのかもしれない。もちろん、従順ではない人間を遠回しに排除して、周囲をイエスマンで固めるためである。

重要なのは、先ほど取り上げた支店長も、この学長も、誰の目にもはっきりとわかるような利得があって、マニピュレーター的ふるまいをしているわけではないということだ。支店長の場合、1円玉にせよ、ハンコのつき方にせよ、付箋の貼り方にせよ、カレンダーにせよ、それについて細かく注意し、くどくど説教したからといって、それほど得することがあるとは思えない。

学長の場合は、理事会で教授会の結果を説明する際に、全会一致だと、それだけ教員全員が新しい課程を設置することを望んでいるという印象を与えられて、都合がいいのかもしれない。だが、過半数の賛成で可決されている以上、数人が保留に手を挙げたくらいで理事会の決定を大きく左右するわけではないだろう。

にもかかわらず、ちょっとしたことにこだわり、ねちねちと注意したり詰問したりするのは、完全に掌握していないと不安になるからではないか。不安が強いからこそ、その裏返しとして支配欲求が強くなるわけで、このタイプのマニピュレーターは不安を払拭するために同じことを繰り返す。しかも、それに要する時間もエネルギーも考慮しないので、合理的な判断ができにくくなる。

実際、支店長の完璧主義ゆえのこだわりのせいで、きちんとできているか確認することに部下が忙殺された結果、肝心の融資業務に支障をきたしているようだ。また、私が以前勤務していた大学でも、執行部の方針に異を唱えるような教員はどんどん退職した。いや、むしろ自主退職に追い込まれたというべきだろう。結局、残ったのはイエスマンばかりらしく、執行部の暴走を誰も止められなくなったのか、入試の志願者の減少に歯止めがかからないそうだ。

自分の影響力を誇示したい

先ほど取り上げた支店長は、かつて本店に勤務していたのが自慢の種らしく、ちょっとしたことでも「本店に電話して聞け」と指示するので、行員は怒られないように電話するそうだ。しかし、それに時間を取られるせいで肝心の業務がなかなか進まないこともあるという。

この支店長が何かといえば本店を持ち出す一因として、持ち前の完璧主義のせいで、間違いがあってはならないという気持ちが強すぎ、本店にいちいち電話して聞かないと気がすまないことがあると思う。

もっとも、それだけではない。自分が本店にいたことを誇示し、自らの影響力を見せつけたいという欲望もからんでいるように見える。「本店に電話して聞け」と部下に繰り返し指示することによって、自分が本店の代理であるかのように見せかけ、本店との強い結びつきを暗に匂わせたいのではないか。

何のためかといえば、もちろん部下が自分の言うことを聞くようにするためである。人事は本店で決めているので、自分の本店とのつながりを暗に示すほど、部下への影響力、さらには支配力が強まると思っているのだろう。少なくとも支店長本人はそう思い込んでいるようだが、必ずしも支店長の思い通りにはなっていない。

というのも、ある課長が研修で本店に行ったところ、本店勤務の同期から「おたくの支店は、すごく細かいことで本店に頻繁に電話してくるので、本店で話題になっている。あの支店長は、本店にいた頃も、細かいことばかり気にして、業務を停滞させるので有名だった」と言われたからだ。

この話が支店中に広まって、私の外来に通院していた行員は、「支店長が定年退職するまでの辛抱」と自分に言い聞かせながら頑張ることにした。その結果、睡眠導入剤を服用しなくても眠れるようになったので、支店長の本店での評判にまつわる話のほうが薬よりも効果があったということになる。

それはさておき、似たようなマニピュレーターはどこにでもいる。本社から小さな支社に赴任した会社員が、しきりに本社にいた頃の話をする。大企業から下請けの中小企業に出向した会社員が、何かというと大企業ではこうだったと自慢たらしく話す。大学病院から関連病院に出された医師が、大学病院での治療のやり方を持ち出し、それを押しつけようとする。

いずれにも共通しているのは、本社、大企業、大学病院など、マニピュレーター本人が何らかの権威を感じている組織を引き合いに出し、自分はそこにいたのだから偉いという印象を与えようとすることだ。

もちろん、自分の影響力を誇示するためであり、しばしば本社、大企業、大学病院などの誰々を知っているという話とセットになっている。なかには、「あいつを社長にしたのは俺」「あの先生が教授になれたのは僕の論文に指導者として名前を連ねていたから」などと自慢するマニピュレーターもいるが、どこまで本当なのか疑問だ。私自身の経験から申し上げると、たいていは眉唾物である。

しかも、この手の話をする人ほど、本人がしきりに持ち出す組織にはもう戻れない状況に陥っていることが実は少なくない。支社に飛ばされて本社に戻れる見込みはほとんどない、大企業から中小企業に片道切符で出向させられた、大学病院での出世レースに敗れて関連病院に出るしかなかった……という境遇だからこそ、かつて自分が所属していた組織を引き合いに出すのかもしれない。

自己保身が何よりも大切

自らの影響力を誇示したがるのは、現在自分が所属する組織で自己保身を図りたいからでもある。この自己保身は、マニピュレーターにとって非常に重要な動機であり、そのために策を弄するといっても過言ではない。

第2章で紹介した女性秘書のMさんが、女性会社員が無断欠勤したとか、出会い系サイトで知り合った男と不倫して、その妻に会社に怒鳴り込まれたとかいう噂を社内で広めたのも、Mさん自身の不倫の噂が社内で広まるのを防ぐためだったと考えられる。このように自己保身のためなら何でもするというマニピュレーターは少なくない。

こういうマニピュレーターは、どこにでもいる。自己保身が得になるからこそ、あの手この手を使うが、そのことに後ろめたさも罪悪感も覚えないようだ。とにかく、現在自分が手にしている収入やポストを失いたくないとか、できるだけ居心地のいい環境で働きたいとかいう欲望が強く、それを満たすためなら何でもする。

あまりにも見え見えなので、周囲の反感を買うことも少なくないが、そんなことは一切気にしない。逆に、この手のマニピュレーターは、弱い立場にいたり、出世コースからはずれたりした人には非常に素っ気ない態度を示す。

つまり、相手が持っている権力や影響力を見て態度を変えるカメレオンなのであり、自己保身のためにずっとカメレオンであり続ける。そういう処世術を身につけているだけに、〝いい人〟のふりをするのも得意である。

先ほど再度取り上げた女性秘書のMさんも、職業柄どんな人に対しても笑顔で接し、非常に愛想がいいという。当然、社内での評判もすこぶるいいらしく、それもあって、「あのMさんが言っているのだから」と社員の多くが信じたようだ。その分、ターゲットにされて、根も葉もない無断欠勤や不倫の噂を言いふらされた女性社員が何を言っても、信じてもらえなかった。

このように平気で手のひらを返すのも、〝いい人〟のふりをしながらターゲットにだけ陰湿な嫌がらせをするのも、いかにもマニピュレーターらしい。その根底に潜んでいるのは、人一倍強い自己保身願望にほかならない。

自分の非を認めたくない

自己保身を第一に考えるマニピュレーターは、自分の非を決して認めようとしない。もっとも、多くの組織では何か問題が起きると、誰かが責任を取らなくてはならないたてまえになっている。そこで、マニピュレーターは他の誰かを悪者に仕立て上げて、自分自身の非が問われるのを極力避けようとする。

その典型が、第2章で紹介した被害者面をするマニピュレーターである。遅刻の常習犯の女性社員も、ストーカー化した取引先の男性も、被害者ぶることによって「自分は悪くない」と主張しようとした。

なかには、「自分は悪くない」と主張するために、自らの罪を他人になすりつけるマニピュレーターもいる。児童養護施設で育った男性Yさんから聞いた話では、中学生の頃、施設の男性職員が施設で暮らしている小学生の男の子に性的虐待をしている現場を偶然目撃したことがあるという。Yさんは吐き気がして、その場から静かに立ち去ったつもりだった。ところが、翌日警察が施設にやってきて、Yさんは補導された。

最初、Yさんは何が起こったのか皆目わからなかったという。やがて、性的虐待の加害者である当の男性職員が「施設に性的虐待を受けている男児がいる」と警察に通報し、その犯人としてYさんの名前を挙げたことがわかった。被害者の男児はまだ幼かったうえ、軽い知的障害を抱えていたようなので、たとえ男性職員からそういうことをされたと訴えても、誰も信じないだろうと高を括《くく》っていたのかもしれない。また、Yさんに窃盗で補導歴があったことも、Yさんの名前を出した一因かもしれない。

いずれにせよ、性的虐待の現場をYさんに目撃されたことに気づいた男性職員が、自分の罪をYさんになすりつけようとしたのだろう。そうすれば、自分自身の罪が問われることも、児童養護施設の職員のポストを失うこともなく、性的虐待によって得られる快感を引き続き味わえるという得があったからこそ、Yさんを一段劣った立場にとどめておくためもあって警察に通報したと考えられる。

幸い、被害者の男児が男性職員から性的虐待を受けている現場をしばらく前に目撃したと、中学生と高校生の少年が証言してくれたので、Yさんは難を逃れた。

だが、それがなければ、Yさんは男性職員の罪をかぶる羽目になっていたはずだ。ちなみに、この二人の少年は、警察には話さなかったが、自分たちも幼い頃に例の男性職員から性的虐待を受けたことがあるとYさんに打ち明けたらしい。

背筋が寒くなるような話だが、似たような話を聞くことはある。たとえば、会社の経理部に勤務していた女性は、上司の資金流用を指摘したところ、女性自身が横領の犯人にされ、退社に追い込まれたという。この女性は、会社による調査の際に「横領したのは私ではなく、上司です」と主張したが、「あの真面目な人がそんなことをするはずがない」と誰も信じてくれなかった。この上司は真面目で誠実な人のふりをしながら、陰では会社の金を横領し、その罪を部下になすりつけたわけで、典型的なマニピュレーターといえる。

マニピュレーターの多くは「ゲミュートローゼ」

こうしたふるまいが平気でできるのは、「ゲミュートローゼ（Gemütlose）」だからだろう。「ゲミュート（Gemüt）」とは、思いやりや良心、羞恥心や同情心を意味するドイツ語であり、そういう高等感情を持たない人を、ドイツの精神科医クルト・シュナイダーは「ゲミュートローゼ」と呼んだ。「ゲミュートローゼ」は罪悪感を覚えることを徹底的に拒否し、反省も後悔もしない。もちろん、良心がとがめることも一切ない。

そう聞くととんでもない人のように思われるかもしれないが、実は政治家や実業家、芸術家などの社会的成功者にも少なくない。意志が非常に強く、他人の屍を越えてすら進むからこそ、成功できるともいえる。

「ゲミュートローゼ」の特徴の一つとして、絶対に謝らないことが挙げられる。一言「すみませんでした」と言えばすむのに、いつまで経っても謝らない。

たとえば、知り合いの女性は、夫がコロナ禍の影響で失業したというママ友にお金を貸した。数回に分けて合計10万円ほどだった。しばらくして、夫の再就職が決まったと聞いたので、「返してほしい」と伝えたところ、「光熱費や税金の支払いで大変で……」と言いながら、モゴモゴと言葉を濁した。やがて、このママ友は黙って引っ越してしまった。それ以降、携帯電話に連絡しても、ずっと無視され続けたという。

困り果てた知り合いの女性は、共通の知人から転居先の住所を聞いて、このママ友の自宅を訪ねた。すると、「『助けて』とは言ったけど、『貸して』とは一言も言ってない。引っ越し先まで来るなんて、しつこいし、非常識よ」と逆に責められたようだ。

このママ友は、自分が借りたお金を返していないことについて一切謝らなかった。このように自分が悪いとは決して思わないのは、「ゲミュートローゼ」の特徴である。そのうえ、このママ友は、知り合いの女性が引っ越し先まで訪ねてきて返済を迫ったことを責めており、自分に都合のいいように話をすり替えている。

こういうことはマニピュレーターにはよくある。これは、自分に都合の悪いことがスパッと抜け落ちるからであり、この現象を、フランスの神経学者シャルコーは「暗点化(scotomisation)」と呼んだ。

「暗点化」とは、自分が経験したにもかかわらず、不都合な事実や思い出したくない出来事が意識からすっぽり抜け落ちる現象である。自分にとって都合の悪いことや望ましくないことが意識に入り込まないようにするため、つまり「事実否認」のための防衛メカニズムともいえる。

この現象のせいで、マニピュレーターにとって都合の悪いことは、頭の中でなかったことになってしまう。だからこそ決して自らの非を認めようとせず、「自分は悪くない」と言い張るのだ。

他人を道具としかみなさない

「ゲミュートローゼ」のうえ、暗点化が起きやすいマニピュレーターは、他人を道具としかみなさない。しかも、そのことに一切罪悪感を覚えない。

たとえば、ある精神科病院に勤務していたケースワーカーの男性は、しばしば院長から入院患者の家族の状況について尋ねられた。この病院には、長期入院の患者が多く、家族の面会もほとんどなかったので、家族の状況を把握するためだろうとケースワーカーは思っていた。院長は「精神科医はケースワーカーと協力しないと、いい仕事ができない。一緒に頑張ろう」と口癖のように言っていたので、このケースワーカーは張り切って働いていた。

ところが、ある日院長室に呼ばれ、「うちの病院には、身寄りがない生保（生活保護）の患者が多いが、そういう患者が死亡すると、貯まっていた生保のお金を国に返さなければならない。そんなことをするよりも、うちの病院に寄付してもらったほうが有効に使えるし、ずっと世話をしてきた病院に患者も感謝しているはず。だから、高齢の生保の患者に『自分が死んだら、財産を病院に寄付します』と一筆書かせてはどうか」と相談を持ちかけられたという。

院長の相談の意味を読者の方に理解していただくには、少々説明が必要だろう。生活保護受給者は、外来でも入院でも自己負担なしで医療を受けられる。精神科病院には、生活保護を受給しながら長期間入院している患者が多く、そういう患者には毎月お小遣いも支給される。ささやかな額だが、ほとんどの患者はあまり使わない。というのも、ごくたまにしか外出せず、病院の売店でお菓子や下着を買う程度だからだ。そのため、余ったお金が毎月少しずつ貯まっていき、何十年も入院している患者の場合、何十万円、ときには何百万円にも膨れ上がることがある。そのお金を自分の死後病院に寄付するという旨の文書を患者に「書かせてはどうか」と院長はケースワーカーに相談したのである。

ここで見逃せないのは、院長は患者に書かせるように指示したわけでも、命令したわけでもないということだ。あくまでも「書かせてはどうか」と提案しながら相談したように装っている。これは、後で問題になったときに、「指示も命令も一切してない」と言い逃れができるようにするためだろう。

それがよくわかるだけに、このケースワーカーは随分悩んだらしい。院長が入院患者の家族の状況について尋ねたのも、ケースワーカーとの協力の必要性を強調したのも、こういう文書を患者に書かせるためだったのかと腑に落ちた。高齢の生保の患者が貯め込んでいたお金を、その死後、自分の病院のものにできれば得するという思惑があったことは十分考えられる。しかも、辺鄙《へんぴ》な場所にあるせいで外来患者がほとんど来ず、空床がどんどん増えた結果、病院の経営状況が悪化していることも考え合わせると、こういう相談を院長が持ちかけた理由も理解できたという。

だが、院長の望み通りにすれば、国庫に返すべきお金の詐取に協力することになる。以前勤務していた病院で、同僚のケースワーカーが生活保護受給中の入院患者のお金に手をつけて逮捕されたこともあっただけに、このケースワーカーは悩みに悩んだ。そして、院長に「そんなことをすると後で発覚したときに逮捕されるかもしれません。だから、少なくとも僕はできません」と答え、かつての同僚が逮捕されたことも話した。

すると、院長はむっとした顔つきで、「病院も俺も困っているんだから、助けるべきで、何もしないのなら、お前は恩知らずだ」と言った。そのうえ、「変な辞め方をして、他の病院で働けなくなった奴をたくさん知っている。俺は医師会で顔が利くんだ」と微妙な脅し文句を吐いた。おそらく、ケースワーカーを一段劣った立場にとどめておき、自分の言うことを聞かせようという魂胆があったのだろう。

ケースワーカーは、「考えさせていただきます」と言って院長室から退出したが、その後も院長室に呼ばれては、「患者に一筆書かせてはどうか」と繰り返し言われたので、困り果てた。しかも、事務長から、この病院の経営が悪化したのは、患者が減ったことにもよるが、それよりも院長が投資とギャンブルで失敗したことが大きいと聞いて、嫌気がさした。そのせいか、夜眠れなくなり、何をする気もなくなって、私の外来を受診し、1カ月間休職した。

結局、ケースワーカーは病院を退職する決断をした。退職届を出したときも、院長から「どこの病院も今は経営が厳しいから、ケースワーカーを雇う余裕なんかないだろう」と言われ、暗に脅されているように感じたという。そのこともあって、別の病院に再就職するのは無理だと思ったのか、自分でNPO法人を立ち上げ、精神障害者を支援する活動を始めた。もっとも、経済的にはかなり厳しいようだ。

この院長は、もしケースワーカーが患者に一筆書かせて、万一発覚したら、「患者に書かせたのは自分ではない。ケースワーカーが勝手にやった」と白を切るつもりだったのではないか。「ゲミュートローゼ」であると同時に「暗点化」が起きやすいマニピュレーターにありがちなことだ。だから、経済的に厳しい生活を強いられているとはいえ、ケースワーカーが退職の決断をしたのは、わが身を守るうえで必要なことだったと思う。

「悪性のナルシシズム」

ここで取り上げた院長に限らず、マニピュレーターは、たとえ自分が責められるようなことをしていても、その事実を決して認めない。それどころか、「そんなことはなかった」と言い張り、あくまでも白を切る。

一見すると嘘をついているように見えるかもしれない。だが、「暗点化」のせいなのか、本人にはその自覚がないことが多い。

こういう人の特徴として、アメリカの精神科医M・スコット・ペックは次の点を挙げている（『平気でうそをつく人たち――虚偽と邪悪の心理学』）。

●どんな町にも住んでいる、ごく普通の人
●自分には欠点がないと思い込んでいる
●異常に意志が強い
●罪悪感や自責の念に耐えることを絶対的に拒否する
●他者をスケープゴートにして、責任を転嫁する
●体面や世間体のためには人並み以上に努力する
●他人に善人だと思われることを強く望む

こうした特徴は、ほとんどのマニピュレーターに認められる。とくに「異常に意志が強い」うえ、「罪悪感や自責の念に耐えることを絶対的に拒否する」のは、マニピュレ

ーターの真骨頂ともいえる。

これらの二つの特徴を併せ持っていると、ペックによれば「自分の罪悪感と自分の意志とが衝突したときには、敗退するのは罪悪感であり、勝ちを占めるのが自分の意志である」という状態になる。

さらに、ペックは「自分自身の罪深さに目を向けることのできない、あるいは目を向けようとしない彼らは、他人の欠点を責めることによってその言い逃れをしようとする」とも述べている。これは、まさにマニピュレーターがやっていることであり、だからマニピュレーターには「ゲミュートローゼ」が多いのかと納得がいく。

それでは、こうした特徴は何に由来するのか。ペックによれば、「悪性のナルシシズム」にほかならない。「悪性のナルシシズム」とは、アメリカの精神分析家エーリッヒ・フロムが『悪について』で指摘した、ある種の病的ナルシシズムである。

もちろん、誰にでもナルシシズムはあるはずだ。ナルシシズムがなければ、自尊心も自己肯定感も持つことができず、ずっとうつむいたまま生きる羽目になる。だから、ナルシシズムは必要なのだが、良性のものと悪性のものがあるので、この二つを区別して考えなければならない。

「悪性のナルシシズム」の最大の特徴として、フロムは「良性のものに見られる補正要素が欠けていること」を挙げている。そのため、「どんどん現実から自分を分離」していき、それが甘い状況認識、さらには現実否認という形で表面化する。結果的に合理的判断がゆがめられることも少なくない。だからこそ、「策士策に溺れる」という言葉通り自滅することもある。

このように現実離れが起きやすい最大の原因は、「悪性のナルシシズム」の持ち主がナルシシズムの傷つきによって生じるうつ状態を恐れ、こうした傷を何としても避けようとするからだと思う。だからこそ、少しでも自分の非をとがめられるとか、批判されるとかいう状況に陥りそうになると、「やられる前に先制攻撃をかけなければ」と策を弄する。それが不和の種をまいたり、誹謗中傷したりという形で表に出るわけだが、結局は自分を守るためなので、「攻撃は最大の防御」という言葉がぴったり当てはまる。

マニピュレーターのほとんどは「悪性のナルシシズム」の持ち主のように見える。当然、内心ではナルシシズムが傷ついて落ち込むことを人一倍恐れている。この恐怖が強いからこそ、他人を落とし入れたり、引きずりおろしたり、微妙な脅し文句を吐いたりして、自分のほうが優位に立ち、思い通りに他人を支配できるように画策するのだともいえる。

だから、マニピュレーターは実は〝びびり〟なのだが、同時にそれを知られることを極度に恐れている。自分が〝びびり〟であることを周囲に知られれば、マニピュレーターとして影響力を行使することも脅しをかけることもできなくなるのだから、当然だろう。

もっとも、マニピュレーターが恐れているのは、自分が実は〝びびり〟だと周囲に知られることだけではない。自分が策を弄してやっているさまざまな手口を知られることも恐れている。なぜかといえば、それが知られてしまえば、逆に同じ手口でやり返されるのではないか、いやもっと激しく復讐されるのではないかという不安が非常に強いからだ。だからこそ、極力自分が表に出ないようにして、こそこそと他人を操作する。

つまり、マニピュレーターは自分の正体を知られることを何よりも恐れている。しかも、正体を知られないように過剰ともいえる防御をしているのだから、なかなかマニピュレーターの正体に気づかない人が多いのは当然かもしれない。

参考文献

作田明・福島章編『現代の犯罪』新書館、2005年
『縮刷版精神医学事典』弘文堂、2001年
M・スコット・ペック『平気でうそをつく人たち――虚偽と邪悪の心理学』森英明訳、草思社、1996年
エーリッヒ・フロム『悪について』渡会圭子訳、ちくま学芸文庫、2018年

第4章　マニピュレーターのターゲットにされやすい人

これまでマニピュレーターの手口や精神構造について述べてきたが、恐るべきことにマニピュレーターはターゲットを嗅ぎ分ける嗅覚が非常に鋭い。当然、誰でもターゲットにするわけではなく、格好の相手を見つけて自分の思い通りになるように操作しようとする。

問題は、たとえ自分がターゲットにされていても、それに気づかず、自ら罠にはまっていくようにしか見えない人がいることだ。上司や同僚、あるいは親兄弟や隣人などと違って、恋人や友人は自分で選べるはずなのに、なぜかマニピュレーターに近づき、さんざん苦労する。なかには、周囲からいくら「だまされているんじゃないの」と言われても聞く耳を持たない人もいる。

そうなると本当に困るので、この章では、どんな人がマニピュレーターのターゲットになりやすいのか解説する。ここで挙げる特徴をいくつも持っている方は、人一倍気をつけていただきたい。

他人の話を真に受ける

これまで紹介してきたケースを振り返ればわかるように、マニピュレーターのターゲットになりやすいのは、やはり他人の話を真に受けて信じやすい人である。

その典型が、第1章の冒頭で取り上げた5歳のわが子を餓死させた30代の母親だろう。この母親は40代のママ友の根も葉もない嘘をうのみにし、夫が浮気していると信じた結果、離婚に追い込まれた。また、他のママ友らが自分の悪口を言っているという話も信じたせいで孤立するようになり、結果的に40代のママ友に依存しやすい状況に陥った。

良くいえば疑うことを知らない素直で純真な女性なのだろうが、マニピュレーターからすれば絶好のカモだ。当然、ターゲットにされやすい。その最大の原因は、相手の真意を見抜くことができない点にある。

金銭をだまし取りたい、不倫関係になりたい、面倒な仕事を押しつけたい、邪魔者を蹴落としたいといった思惑があっても、それを巧妙に隠し、〝いい人〟のふりをしながら、マニピュレーターは近づいてくる。秘められた悪意を見破ることができないからこそ、ターゲットにされるのだ。

経験不足

マニピュレーターの真意を見抜けない一因として経験不足が挙げられる。マニピュレーターが心の奥底に秘めている思惑を見抜き、だまされないようにするには、ある程度場数を踏んで観察眼を養うしかない。そういう経験を積む機会がなかった人、痛い目に合ったことがない人ほど、マニピュレーターのターゲットにされやすい。

たとえば、20代の保育士の女性Zさんは、勤務先の保育所で預かっている子どもの父親と不倫関係になった。保育所までの送り迎えはいつも父親がしていたので、シングルファーザーという話を信じて肉体関係を持つようになったのだが、妊娠が判明し、出産を希望したところ、「実はまだ妻との離婚が成立していなくて……。今、お前の妊娠がわかると、莫大な不倫の慰謝料を請求されるだろう。そうなれば、お前が産んでも、育てるのは無理だから、堕ろしてくれ。必ず離婚するから」と言われた。Zさんとしては、どうしても産みたかったようだが、「必ず離婚するから」という言葉を信じて泣く泣く中絶手術を受けた。

Zさんは保育士という職業を選んだくらいだから、もともと子ども好きだった。そのため、中絶はかなりショックだったらしく、それ以来妊婦や子連れの女性、不倫相手と同年代の男性を見ると急に涙が出るようになった。

さらに、電車に乗るとそわそわして落ち着かず、喉が詰まったように感じて息苦しくなるという症状も出現した。やがて、途中下車して休憩する時間を設けないといけないほど悪化し、通勤にも支障をきたすようになったので、勤務していた保育所を退職。退職のもう一つの理由として、保育所で不倫相手の子どもを見るたびに怒鳴りつけたくなるということもあったらしい。しばらくして、別の保育所に再就職したが、精神的に不安定な状態が続き、月経前は一層不安定になってイライラするということで、私の外来を受診した。

私が何よりも驚いたのは、Zさんが中絶後もこの男性との関係を続けていたことだ。この男性に対する憎しみや怒りはあるものの、求められると断れないということだった。だが、シングルファーザーという話を信じて男女の関係になったのが本当とすれば、Zさんはだまされていたのではないかと私は思ったので、そのことを伝えた。すると、Z

さんは「『必ず離婚するから』と言ってくれているので、それを信じているんです」と答えた。

「必ず離婚するから」というのは、この男性の本心から出た言葉なのだろうかと私は疑わずにはいられなかった。Zさんのことを心から愛していて、大切にしたいと思っているのなら、Zさんの妊娠が判明した時点で、妻と離婚してZさんと再婚する選択をしたのではないか。そうせずに、Zさんに中絶を強要したのは、都合のいい遊び相手としか思っておらず、むしろ妻子との幸せな家庭を守りたいという気持ちのほうが強かったからではないか。

そういう思惑を隠したまま、この男性はZさんとの不倫関係を続けていたように見え、凄腕のマニピュレーターという印象を受けた。この印象は、Zさんから次のような話を聞いてから一層強くなった。

Zさんは、「(不倫相手の男性が)中絶のことで謝りもせず、悪気も全然なさそうな態度なので、腹が立って、『奥さんに全部ぶちまけてやる』と私が騒いだこともあるんです。でも、『お前は、俺が既婚者とわかってからも関係を続けているので、そんなことをすれば、妻から慰謝料請求の裁判を起こされる。そしたら、お前は負けて払わないといけなくなる』と言われたんです」と話した。この「慰謝料請求の裁判」に関する話は、Zさんに対する一種の脅しのように聞こえなくもない。

たしかに、配偶者の不倫相手に対して慰謝料を請求することは法的に可能らしい。だが、そのことをZさんの不倫相手が持ち出した背景には、Zさんが自分の妻に不倫関係をばらしたら困るので、それを阻止したいという意図があったとしか思えない。

そういう意図をZさんが見抜けず、不倫相手の話を真に受けた最大の理由は、まだ若く、経験不足なことだろう。しかも、Zさんは学生時代からとても真面目で、男性とまともに交際したことがなかった。おまけに、保育士はほとんど女性のうえ、職業柄接するのも圧倒的に母親が多いので、男性への観察眼を養う機会がなかった。もちろん、男性とつき合って痛い目に合ったこともなかったので、男性に対する免疫ができていなかった。こうしたことがあいまって、この男性に簡単に引っかかったのではないか。

怖いのは、凄腕のマニピュレーターほどZさんのような経験不足の人を嗅ぎ分けて、ターゲットにすることである。経験不足という点では、若い新入社員も同様だ。あるいは異動してきたばかりだったり、引っ越してきたばかりだったりして、まだ周囲になじんでおらず、事情がよくわからない人もターゲットにされやすい。こういうカモをマニピュレーターは決して見逃さない。

何となくおかしいという直感に蓋

Zさんが中絶するまでこの男性をシングルファーザーと信じていたのは、若くて経験不足だからということだけでなく、何となくおかしいと感じても、その直感に蓋をしたことにもよると思う。

実は、中絶する前から、この男性は本当にシングルファーザーなのだろうかと疑いたくなるようなことが何度もあったという。日曜日に会えないとか、子どもからお母さんの話が出たとか、この男性が保育所の行事に女性同伴で参加していたとかいうことがあり、Zさんはそれとなく尋ねたようだが、うまく言いくるめられ、結局は彼の言い訳を信じた。

何となくおかしいと感じるのは、防衛本能が働いて警告サインを発するからだ。にもかかわらず、それをZさんは無視して、そんなはずはないと否認しようとした。これは主に二つの理由による。喪失不安と怠惰である。

まず、あまり厳しく問い詰めると、この男性から嫌われ、別れを切り出されるのではないかという不安があった。このような喪失不安から、疑念や不信感が頭をもたげても、そんなはずはないと否認する人は少なくない。

その典型が、第2章で取り上げた、勤務先の正社員の男性に結婚をエサに利用されているようにしか見えない30代の派遣社員の女性である。彼の部屋を掃除していて他の女性のものと思しき髪の毛を見つけたことが何度もあり、浮気しているのではないかと疑ったという。それでも、どうしても彼を失いたくなかったので、彼の言い訳をうのみにし、厳しく追及するようなことはしなかった。

また、何となくおかしいと感じても、問い詰めるのも行動を起こすのも面倒くさいという心理が働いて、何もしないこともままある。要するに怠惰なのだが、本人は、何もしない言い訳をいろいろ考えて自己正当化しようとする。

Zさんの場合、相手が保育所で預かっている子どもの父親なので、家族構成について知りたければ、その手段はいろいろあったはずだ。提出書類を調べれば一発でわかっただろうし、他の保育士や別の子どもの親に尋ねるという手段もあっただろう。だが、Zさんはいずれもやっていない。

相手の男性のシングルファーザーという嘘を信じて肉体関係を持った結果、中絶までさせられたZさんを怠惰と評するのは酷かもしれない。ただ、真実を知るための努力を何もしなかったのは事実である。

その最大の原因は、真実に直面することへの恐怖だろう。中絶前にはシングルファーザーと信じていたとはいえ、「シングルファーザーというのは嘘で、実は結婚しているのではないか」という疑問が頭をもたげることもあったという。にもかかわらず、相手を厳しく問い詰めることも、書類を調べることも、周囲の人々に尋ねることもしなかったのは、真実を知るのが怖かったからだろう。

この恐怖は、中絶した後のZさんの行動にも影響を及ぼし続けているように見える。「妻と必ず離婚するというのは嘘で、実は離婚するつもりはないんじゃないか」という疑問が湧いて、不安で眠れなくても、問いただす勇気はないという。

同様に、結婚をエサに利用されているようにしか見えない派遣社員の女性も、相手の男性が実は浮気しているんじゃないかとか、結婚する気なんかないんじゃないかとかいう疑いを抱きながらも、その事実を目の前に突きつけられることを恐れている。だからこそ、彼の浮気を示唆するような証拠が目についても、見て見ぬふりをする。

しかも、こういう人ほど、真実を知るための努力を何一つしない自分自身を、「〝いい人〟でいるためには、できるだけ波風を立てないほうがいい」「〝いい人〟と思われるためには、あまり文句を言わないほうがいい」などと正当化する傾向が強い。

〝いい人〟というのは、マニピュレーターとターゲットの関係を理解するうえで重要なキーワードである。マニピュレーターが往々にしてうわべは〝いい人〟であることは繰り返し述べてきた。一方、ターゲットにされやすい人も〝いい人〟に見られたいという願望が人一倍強いことが少なくない。だから、理不尽なことをされても、ほとんど文句を言わないし、何となくおかしいと思っても、厳しく問い詰めるようなことはしない。

これはマニピュレーターからすれば願ったりかなったりだろう。当然、マニピュレーターは決して見逃さない。こういう人をターゲットにし、自分の目的を達成するための道具として利用しようとする。したがって、〝いい人〟でいようとすればするほど、ターゲットにされる危険性が高まるのである。

他人を喜ばせたいという願望が強い

周囲から〝いい人〟に見られたい人は、他人を喜ばせたいという願望が人一倍強い。先ほど取り上げたZさんが不倫相手から求められると断れない一因に、要求に応えると相手が喜んでくれるということもあるようだ。また、第1章で紹介したデート商法の被害者にも、商品を購入したり契約を結んだりすれば、それを勧めた相手が笑顔になり、喜んでくれるので、断れなかったという人が少なくない。

このように他人を喜ばせたいという願望が強い人は、実はマニピュレーターのターゲットにされやすい。理由は簡単だ。他人を喜ばせるためにその欲望を満たそうとするのだから、マニピュレーターにとってこれほど都合のいい人間はいない。

もちろん、フランスの精神分析家ラカンが述べたように「人間の欲望は他者の欲望である」ので、「他者の欲望」を取り込んで自分の欲望のように感じ、それを満たそうとすることは誰にでも多かれ少なかれあるだろう。

そもそも、「他者の欲望」を気にかけなければ生きていけないのが人間という動物だ。とくに、子どもは大人が考えている以上に親の欲望を気にする。なぜかといえば、親が自分に何を望んでいるのかを敏感に察知できなければ、愛してもらえないかもしれないからだ。場合によっては、生存に必要な食料や保護を親から与えてもらえないかもしれない。だから、子どもが親の期待に応えるべく勉強やスポーツに励むのは、たいてい親の欲望を満たし、親を喜ばせるためである。

このように親を喜ばせたいという欲望が人一倍強い子どもは、だいたい親や教師の期待に応えようとする〝いい子〟だ。当然、大人になってからも上司や同僚、配偶者や恋人などの欲望を満たそうとする〝いい人〟であることが多い。その分、利用されやすく、マニピュレーターのターゲットにされやすい。

これは、相手が何を望んでいるのか、どうすれば相手が喜ぶのかを第一に考える癖がついているからだろう。たとえば、こういうタイプは、上司から「この企画、どう思う？」と意見を求められると、「自分がどう思うか」ということよりも「上司はどう言われたいと思っているのか」をまず考える。そして、「上司は、この企画を認めてほしいと思っているんだな」と感じ取ったら、「素晴らしい企画だと思います」「絶対いけると思います」などと上司が喜びそうな言葉を口にする。

常に「他者の欲望」を読み取り、それを満たすような反応をする癖がついているわけで、忖度《そんたく》の達人ともいえる。当然、上司から気に入られやすいが、逆に都合のいい部下として利用されることも少なくない。

とくにマニピュレーター的な上司にとっては、責任を押しつけるのに格好の部下だろう。実際、知り合いの30代の男性会社員は上司の喜びそうなことばかり言う〝イエスマン〟で、それなりに出世していたのだが、直属の部長が発案したプロジェクトが失敗した際、部長に「このプロジェクトに私はどちらかといえば慎重な立場だったのに、○○が『必ず成功します』『絶対いけます』と強く推したので、渋々進めることにしたのです」と役員の前で言われたという。名前を出された○○というのが知り合いの男性で、部長が発案したプロジェクトを称賛したのは事実なので、何も言えなかったらしい。

その後、プロジェクト失敗の責任をなすりつけられたのか、知り合いの男性は子会社に出向させられた。一方、部長は何の処分も受けなかった。さすがに腹に据えかねて、部長に「もともとプロジェクトを発案したのは部長じゃないですか」と抗議した。しかし、「君が素晴らしいプロジェクトだと言ったのは事実じゃないか」「それとも、あのときは適当におべんちゃらを言っただけなのか」と言われて、黙り込むしかなかったようだ。

このように他人を喜ばせたいという願望が強い人は、マニピュレーターに利用されやすい。その結果、歯ぎしりするようなことにもなりかねない。だから、たとえ周囲から〝いい人〟に見られても、結局は失うものが大きいのではないだろうか。

自信がない

「他者の欲望」をできるだけ満たそうとするのは、他人を喜ばせて周囲から認められ、ほめられることによってしか自己確認できないからという見方もできる。もっと厳しい見方をすれば、自信がなく自己肯定感を持てないからこそ、認められ、ほめられることを人一倍希求するのだともいえる。

自信がなく自己肯定感を持てないのは、マニピュレーターのターゲットにされやすい人に共通して認められる特徴のように見える。たとえば、先ほど取り上げた、結婚をエサに利用されているようにしか見えない派遣社員の女性は、母親からことあるごとに姉と比較され、「お姉ちゃんはよくできるのに、あんたは……」とけなされてきたという。だから、彼女は幼い頃から姉に対して強い劣等感を抱いており、その劣等感は、就活に失敗してから一層強くなった。姉は名門大学を卒業して一流企業に就職した。一方、彼女は就活がうまくいかず、正社員になれなかった。そのため、派遣社員としてさまざまな会社に勤務するしかなかった。

彼女の劣等感にさらに拍車をかけたのが姉の結婚である。姉は優秀だが、容貌にはそれほど恵まれていなかったので、彼女は内心「お姉ちゃんに勉強では負けているけど、顔では私のほうが勝っている」と思っていた。だから、姉よりも素敵な相手と結婚して見返してやるつもりだったのだが、実際に素敵な結婚相手を見つけたのは、姉のほうだった。姉は男性が圧倒的に多い職場に勤務していたこともあって、就職してまもなくエリート社員と結婚した。

一方、彼女のほうは、派遣社員としてさまざまな会社に勤務しているが、男性社員と知り合う機会が圧倒的に少ない。というのも、派遣先での業務の多くがパソコン入力や電話でのお客様サポートなので、同僚も指導員もほとんど女性であり、男性といえば年配の管理職くらいだからだ。したがって、姉のように未婚の結婚適齢期の男性と職場で知り合うチャンスはほとんどない。

おまけに、実家では、30歳を過ぎた頃から母親に「早く結婚しないと」とうるさく言われている。とくに、盆や正月には姉夫婦が子どもを連れて実家に帰ってくるので、いたたまれない気持ちになるらしい。出産後しばらくして職場復帰した姉がバリバリ働いており、仕事と家庭を両立させていることも、彼女の劣等感に拍車をかけているようだ。

このように自信がなく、劣等感にさいなまれているほど、承認欲求と愛情欲求が強くなる。当然、それを満たすために多少無理をしてでも他人を喜ばせようとするので、どうしてもマニピュレーターのターゲットにされやすい。しかも、「この人を失ったら、次はないんじゃないか」という喪失不安が強いため、何となくおかしいと思うことがあっても、見て見ぬふりをする。だから、マニピュレーターの思うつぼなのである。

強い劣等感

自信がなく、劣等感にさいなまれていると、どうしても「コンプレックス商法」にはまりやすい。「コンプレックス商法」とは、本人が他の人と比べて劣っていると感じている部分を改善できることを強調して、商品を購入させようとする手口だ。いわば劣等感を刺激することによるマーケティングの手法であり、必ずしも詐欺とはいえないのかもしれないが、実際に売られている商品には、効能が本当にあるのかと疑いたくなるようなものも少なくない。

多いのは、体型、体毛、肌などの外見上の劣等感を刺激して、サプリメントや化粧品を売りつけようとする手口である。劣等感を刺激するために用いられるのが「デブは恋愛対象外」「毛深い男は嫌われる」といった広告であり、「コンプレックス広告」と呼ばれる。この手の広告は、最近ネット上の動画サイトでしばしば目にする。

「コンプレックス広告」では、外見によって「異性から嫌われる」「不幸になる」などと危機感をあおって商品の購入に誘導するような表現が目立つ。あるいは、外見を異性から嘲笑されて悩んだが、商品を使用したら、そういう悩みはなくなり幸せになったというストーリー仕立てになっていることもある。

こうした「コンプレックス広告」は「ルッキズム（外見上の差別）」やいじめを助長する恐れがあるとして、改善を求める声が上がっているようだ。しかし、一向に減らない。その最大の原因は、「コンプレックス広告」を出せば多額の売り上げがあること、つまり「コンプレックス商法」が儲かることだろう。

裏返せば、それだけ「コンプレックス商法」のカモになる消費者が多いということでもある。劣等感を刺激して商品を購入するように仕向ける「コンプレックス商法」は、マニピュレーターの得意技であり、それが儲かることがわかれば、同様の手口で金儲けをしようとするマニピュレーターがさらに増えるのではないだろうか。

他力本願

「コンプレックス広告」が刺激するのは、外見上の劣等感だけではない。人生がうまくいかない、お金がない、望み通りの職に就けない、人間関係が苦手といった劣等感を刺激する広告も目につく。この手の広告では、そうした悩みを解決し、すべてを好転させてくれると称して、さまざまな商品を売りつけようとする。

多いのは、ブレスレットやネックレスなどのアクセサリー、あるいは財布や水晶玉などである。こういう商品にお金をつぎ込みすぎたせいで自己破産に追い込まれ、その後うつになったという30代の女性が私の外来を受診した。

この女性は、20代の頃、新卒で入った会社で人間関係がうまくいかず、短期間で退職した後、職を転々としていた。安月給でお金がなかったこともあり、早く結婚して専業主婦になりたいという願望が強かった。だから、婚活に励んだが、残念ながら結婚には至らなかった。

そのせいか、20代後半からネット上に掲載されている「開運」「金運」「結婚運」といった言葉が入った記事に引きつけられ、熱心に読むようになった。そういう記事からはたいてい「運を開く」「運を引き寄せる」などと称する商品の広告に誘導される仕組みになっていた。しかも、その商品を身につけたり自宅に置いたりしたら、こんないいことがあり、幸せになれたという体験談も紹介されていた。それをうのみにした女性はこの手の商品を買いあさったらしい。

もちろん、科学的に考えると、アクセサリーや財布、水晶玉などで人生が好転するとは到底思えない。実際、この女性は高収入の職に就くことも、素敵な結婚相手にめぐり会うこともできなかった。その時点で自分はだまされたのではないかと考え、この手の商品の購入をやめていれば、まだ傷は浅かったのかもしれない。しかし、うまくいかないからこそ、一発逆転をねらったのか、人生を好転させてくれる〝何か〟を求めて買い続け、結局自己破産する羽目になった。

「運を開く」「運を引き寄せる」などと称する商品を買いあさった理由について、この女性は「今から思うと、自分で努力しなくても運良く人生が開ければいいと思ったからかもしれません。でも、人生が開けるどころか、逆につまずいてしまいました」と話した。

その通りだ。たしかに「開運ビジネス」とでも呼ぶべきものにだまされて多額の金銭を失ったのは、気の毒だとは思うが、「自分で努力しなくても運良く人生が開ければいい」という願望が心の奥底にあったことは否定しがたい。

この女性のように給料が安いとか、なかなか結婚できないとかいう悩みを抱えている人はどこにでもいるだろう。現在の日本では、給料が上がらないことも、生涯未婚率が上昇し続けていることも社会問題になりつつある。だから、この女性と同様の悩みを抱えている人は少なくないはずだ。

そもそも、誰でもすべてが満たされた状況にいられるわけではない。不本意な職場で働かざるを得ないこともあれば、経済的困窮や家族の問題で悩むこともある。常に順風満帆というわけにはいかないのが人生だ。だから、うまくいかないことは誰にでも多かれ少なかれあり、そういうときにどう対処するかが重要になる。

対処法としては二つしかない。あきらめて現状を受け入れるか、現状を変えるために努力するかである。あきらめることをネガティブにとらえる向きもあるようだが、あきらめるというのは「明らかに見る」ことでもあり、そのうえで現状をどう受け入れるかが生きていくうえで必要になる。

ほとんどの人は、この二つを併用しながら身過ぎ世過ぎをしているはずだ。文句を言いながらも、「仕方ない」と現状をある程度受け入れつつ、同時に少しでも改善するために何らかの努力をしているのではないか。

ところが、あきらめて現状を受け入れることも、不満だらけの現状を少しでも良くするための努力もしない人がいる。有利に転職できるように資格を取得したり、男性と知り合えるように趣味やスポーツを始めたりすればいいのにと思うが、何もしない。ただ不満を募らせながら、いつか誰かが何とかしてくれるのではないかと待っている。

いわば他力本願なのだが、こういう人こそマニピュレーターにつけ込まれやすい。理由は簡単だ。マニピュレーターは口がうまく、トラブルを解決できるように装うのも、エサで釣るのも得意なので、不満を募らせるだけで自分では何もしない人に近づき、人生を好転させられるかのような幻想を与えるからだ。

こういう幻想を信じやすいのは、やはり他力本願の人である。現状を改善するための努力を自分では何一つせず、誰かがこの苦境から自分を救い出してくれるのを待っているだけの人ほどマニピュレーターのターゲットにされやすい。

「幻想的願望充足」

先ほど紹介した「開運ビジネス」にはまった女性は、「自分で努力しなくても運良く人生が開ければいい」という願望がアクセサリーや財布、水晶玉などの「開運グッズ」によって現実のものになるかのような幻想を抱いたからこそ、自己破産にまで追い込まれた。このように「～すればいい」「～ならいい」という願望が容易に実現して現実のものになるかのような幻想を抱くことを精神医学では「幻想的願望充足」と呼ぶ。

この「幻想的願望充足」が一番生じやすいのは幼児である。幼児は、「サッカー選手になりたい」「自分が王子様ならいい」といった願望を現実と混同しやすい。しかも、現実の世界が自分の願望通りではないということをなかなか受け入れられない。しかし、成長するにつれて、現実は必ずしも願望通りにはいかないということを受け入れるようになる。いや、過酷な現実に直面して、受け入れざるを得ない。それが大人になるということでもある。

ところが、なかには大人になっても、「幻想的願望充足」を引きずっており、願望と現実をきちんと区別できない人がいる。これは、自分の願望と合致しない現実に直面することを避け、夢や幻想にぴったり合いそうなものしか見ようとしないからだろう。裏返せば、目の前の現実が過酷で受け入れがたいからこそ、「幻想的願望充足」によって満たされぬ現実を乗り越えようとするともいえる。

こういう人を鋭敏に嗅ぎ分けるのがマニピュレーターである。しかも、その人が信じている夢や幻想に適合しそうなことをちらつかせる。たとえば、白馬に乗った王子様、優しく献身的な天使のような女性、働きやすい理想的な職場、信じられないほど素晴らしい投資話などだ。

すると、「幻想的願望充足」で願望と現実を混同しやすい人ほど、素晴らしい幸運が舞い込んだと信じてしまう。おまけに、現実を直視することも、人間の嫌な部分に目を向けることもしない。世の中には、〝いい人〟を装いながらだますことしか考えていない輩《やから》もいれば、底意地の悪さを善人の仮面で巧妙に覆い隠している輩もいるという現実から目をそむけようとする。

現実から目をそむけるほど、理想化に傾きやすい。世の中は、他人の役に立ちたいとか、助け合いたいとかいう善意で動く善人であふれていると思い込むこともある。こういう人は、マニピュレーターからすればまさにカモだろう。

マニピュレーターにつけ込まれないようにするには、目と耳を働かせて、人間観察の訓練を積むと同時に、幻想を捨てて現実を受け入れる覚悟が必要だ。酷なようだが、「幻想的願望充足」を大人になっても引きずり、自分の願望と合致しない現実を受け入れられない「夢見る夢子ちゃん」では、マニピュレーターのターゲットにされても仕方ない。

見せかけの幸福を手放したくない

幸福の固定観念にとらわれていて、見せかけの幸福にしがみつこうとするタイプも、マニピュレーターにつけ込まれやすい。

たとえば、ある女性は、エリートの夫と庭つきの一戸建てに住み、一見すると絵に描いたような幸せな家庭を築いているように見えるのだが、夫から日々家事のあら探しをされ、何か落ち度があるたびに3時間も4時間も説教されている。そのせいで眠れなくなり、私の外来を受診した。

また、一流大学を出てブランド企業に勤め順風満帆のサラリーマン人生を送っているように見える男性は、朝令暮改の上司に悩まされており、何かあるたびに責任を押しつけられている。そのため、何か大きな問題が起きたら、責任をなすりつけられて自分が飛ばされるのではないか、場合によっては解雇されるのではないかと不安でたまらず、私に相談した。

かといって、エリートの夫あるいはブランド企業という見せかけの幸福を手放したくないのか、目の前の現実を直視しようとはしない。なるべく現実をスルーしながら、「自分は幸福なのだ」と思い込もうとするきらいが二人にはあるように見受けられる。

この思い込みは、一抹の真実を含んでいる。夫にせよ、上司にせよ、自分を悩ませているマニピュレーターがいなければ、幸福なのだから。もっとも、自分が手に入れたと信じている幸福がマニピュレーターと切り離せないのも、残酷な事実だ。

「幸福なのだ」と自分で自分に言い聞かせるのは、「経済力がなく家事も満足にできないお前が、離婚してやっていけると思っているのか」「何の資格もない奴がこの会社を辞めたら、同じ給料をくれるようなところが見つかるわけがない」などと微妙な脅し文句を日々聞かされているからかもしれない。

また、事情を知らない周囲も、外面《そとづら》だけを見て、「エリートのご主人で、大きな家に住んで幸せそうね」「いい会社に勤め、給料も高くて順調そうだね」などと評価することが多い。そのため、承認欲求が強く、常に周囲から認められたいと望んでいる人ほど、見せかけの幸福を手放してまでマニピュレーターと決別する決断を下すのが難しい。

波風を立てたくない

見せかけの幸福を手放したくなくて、マニピュレーターの言いなりになるしかない状況からなかなか抜け出せないのは、波風を立てたくないという願望が人一倍強いことにもよるのかもしれない。

もちろん、日本には「和を以て貴しと為す」という言葉が聖徳太子の時代からあり、できるだけ他人と調和して、波風を立てないようにすることが伝統的に美徳とされてきた。「和」を乱すような人間は、協調性がないと批判されかねない。場合によってはトラブルメーカーとみなされることさえある。

それでも、理不尽な仕打ちを受けたり、責任をなすりつけられたりすると、わが身を守るために否でも応でも声を上げなければならない。ところが、波風を立てたくないばかりに、自分で声を上げることも行動を起こすこともしない人がいる。こういう人は、マニピュレーターからすれば格好のターゲットだろう。

たとえば、128ページで紹介した保育士のZさんが不倫相手の妻に不倫関係をぶちまけることを断念したのは、不倫相手の妻から起こされるかもしれない慰謝料請求の裁判を危惧したからだけではない。不倫相手から、「妻はカーッとなったら保育所に怒鳴り込むかもしれない。そしたら、お前はクビになるだろう」と言われたことにもよる。

この言葉を不倫相手が口にしたのは、Zさんが中絶手術を受けた直後で、まだ不倫相手の子どもを預かっていた保育所に勤務していた頃だった。だから、不倫相手の妻が保育所に怒鳴り込めば、Zさんが職を失う恐れは十分あった。たとえクビにならなくても、子どもの親に怒鳴り込まれれば、居づらくなって自己退職せざるを得なくなる可能性も考えられた。

だから、不倫相手が口にした「妻が怒鳴り込む」云々の脅しまがいの言葉は、まんざら嘘でもないのだが、その言葉に恐れをなして不倫相手の妻に二人の関係をばらすことを断念したZさんのほうに、できるだけ波風を立てたくないという願望があったことは否定しがたい。

そのせいか、中絶の数カ月後、不倫相手の子どもを預かっていた保育所を退職して、別の保育所に再就職してからも、不倫相手の妻に不倫関係を暴露することはしていない。それだけでなく、私がいくら「症状が改善して精神的に安定するためには、不倫相手との関係を整理したほうがいい」と助言しても、Zさんは別れを切り出していないようで、不倫関係をずっと続けている。その一因として、やはり波風を立てたくないことが大きいのではないか。

このように波風を立てたくない人は、従業員に長時間働かせておきながら、できるだけ給料を払いたくないマニピュレーター的な経営者からすれば絶好のカモである。

たとえば、サービス残業が常態化しており、給料の遅配も続いている会社に勤務している20代の男性は、最近マスコミで話題のブラック企業なのではないかと思うことが結構あるらしいが、家族にも友人にも、ましてや弁護士にも相談していない。朝早くから夜遅くまでこき使われていて、クタクタになって帰宅し、一人暮らしのマンションに帰ったら寝るだけの生活なので、時間的余裕がないというのが最大の理由だという。

そういう事情はわからなくもないが、いくら周囲から「残業の申告も、弁護士への相談も、転職活動もやったほうがいい」と助言されても、耳を傾けようとしない。しかも、現状を少しでも改善するための努力を何もしていない自分自身を正当化するようなところもあるように見受けられる。

「残業をいちいち申告していたら、会社から睨まれるかもしれない。そんな波風を立てるようなことはしないほうがいい」

「弁護士が、サービス残業や給料の遅配のような小さなもめごとに一生懸命になってくれるはずがない。相談しても波風を立てるだけで何にもならない。お金と時間が無駄になるだけ」

「転職しても、そこがここよりいいという保証はない。会社なんて入ってみないとわからない。だったら、波風を立てるよりもここで辛抱するほうがまし」

という具合である。

さまざまな理屈を並べ立て、現状を改善するための努力をしなくてもいい、いや、むしろしないほうがいいと彼自身が思い込もうとしているようにも見える。

これは、マニピュレーター的経営者からすれば思うつぼである。長時間働かされても、残業代を払ってもらえなくても、文句も言わず、改善の要求もせず、ただ黙々と働き続ける社員を多くの会社は求めているはずで、その理想像に近い。

この手の経営者に搾取されないためには、自分で声を上げるしかない。そのためには、同じように働かされている仲間と連携し、外部の第三者に相談することが必要だ。これは面倒くさいし、波風も立つだろう。場合によっては、反撃を食らって、やり込められるかもしれない。それでも、何もしないよりはずっといい。何もしなかったら、「扱いやすい奴」と思われてますます理不尽な要求をされる恐れだってあるのだから。

一番悪いのは、現状を変えるための努力を何一つしない自分自身を、「〝いい人〟でいるためには、できるだけ波風を立てないほうがいい」「〝いい人〟と思われるためには、あまり文句を言わないほうがいい」といった言い訳で正当化することだ。

マニピュレーターは、自分の言うことを聞く人間を〝いい人〟とみなし、自分の目的を達成するための道具として利用する。しかも、道具として利用された人間が傷ついても、倒れても、「ゲミュートローゼ」のマニピュレーターは同情も憐憫《れんびん》の情も覚えない。結局、波風を立てないようにした人間がバカを見る。

孤立している

これまで取り上げたケースを見ればわかるように、やはり孤立している人がマニピュレーターのターゲットにされやすい。その一因として、自分がどれだけ理不尽な要求をされているかに、他人と比較しなければ気づきにくいことがあるだろう。

また、マニピュレーターに利用されたり、振り回されたりしていても、そのことを指摘する人も、注意する人も周囲にいない。そういう孤立した状況に置かれていると、どうしてもマニピュレーターにつけ込まれやすい。

もともとは孤立していなくても、マニピュレーターによって孤立するように仕向けられることもある。その典型が、第1章の冒頭で取り上げた5歳のわが子を餓死させた30

代の母親だ。この母親は、40代のママ友の嘘によって夫と離婚し、他のママ友らとも疎遠になり、孤立した。その結果、40代のママ友への依存度を高め、その言いなりになったとも考えられる。

このように、マニピュレーターはターゲットを周囲から切り離し、自分の言うことだけを聞かせようとする。そのために、ターゲットに助言する人の悪口を吹き込んだり、根も葉もない噂を流したりする。それを真に受けて、耳が痛いが、適切な助言を与えてくれていた人を遠ざけると、結果的にマニピュレーターの暴走を容認することになる。

弱っている

「人を見る目があるから、マニピュレーターのターゲットになんかされない」と、あなたは思っているかもしれない。だが、人生は山あり谷ありである。心身ともに弱って、誰かにすがりたくなるときがまったくない人生なんて、ありえない。

愛する人を突然亡くして落ち込むかもしれないし、恋人や配偶者との別れによって寂寥《せきりょう》感にさいなまれるかもしれない。あるいは、事故や病気で療養生活を余儀なくされて、もう立ち直れないのではないかという絶望感にとらわれるかもしれない。また、このご時世では、いつリストラや倒産によって失職の憂き目を見るかわからない。

離婚や破局を経験した直後に親切で優しそうな異性に出会うと、「この人を逃したら、もう次の出会いはないかもしれない」という危機感から、それまでは受け入れられなかったことでも受け入れようとするかもしれない。別れた後の孤独を思えば、耐えがたいことでも耐えようとするものである。

一度失業して無職・無収入の悲哀を味わった人も、やっと見つけた職場では、「ここでクビになったら、次はない」という危機感ゆえに、多少のことには目をつぶって我慢しようとするだろう。それにつけ込まれて、上司や同僚にいいように利用され、汚れ仕事を押しつけられたあげく、責任を取らされるかもしれない。

このように一時的な弱みに巧妙につけ込むのがマニピュレーターだ。独特の嗅覚で、不安や孤独にさいなまれている対象を嗅ぎ分け、ターゲットにする。

たとえば、長年の臨床経験から申し上げると、子どもが不登校やひきこもりになった、あるいは一家の主がうつで働けなくなった家庭は、新興宗教からの勧誘につけ込まれやすい。

良くいえば、弱っている人を助けるということなのだろうが、〝お布施〟という名目で多額の金銭を新興宗教につぎ込むことになった家庭を数多く見てきたので、弱っている家庭をターゲットにした信者獲得のように私の目には映る。これは、「溺れる者は藁をも掴む」ということわざを踏まえた戦略ではないか。

「弱り目に祟り目」「泣きっ面に蜂」といったことわざも、何らかの災難に遭遇して弱気になった人が、マニピュレーターにつけ込まれてボロボロになっていく悲惨な様子を端的に表現したものだろう。弱っているときこそ要注意である。

参考文献

「その広告 行き過ぎていませんか?」ＮＨＫウェブ特集、２０２０年９月２日
Jacques Lacan, “Écrits”, Seuil 1966

第5章　マニピュレーターを醸成する社会

この章では、マニピュレーターがはびこる背景にある社会的要因を分析する。

激化する椅子取りゲーム

マニピュレーターが増殖する最大の原因は椅子取りゲームの激化だろう。第3章で指摘したように自己保身を第一に考え、自分の非を決して認めようとしないマニピュレーターが多い背景には、厳しい雇用情勢がある。

特別な技術も資格もコネもない人が一度職を失うと、同等の収入と待遇が保証される職を見つけるのは難しい。だからこそ、「わが身を守るためには仕方ない」と自己正当化して、他人を蹴落とすための誹謗中傷でも、自分自身の過ちが問われるのを避けるための被害者面でも平気でするのではないか。

もちろん、コロナ禍が椅子取りゲームを激化させたことは否定しがたい。だが、新型コロナウイルスの流行以前から、「構造不況業種」と呼ばれていたアパレルや百貨店、新聞社や銀行などでは人員削減の動きがあり、椅子取りゲームが激化していた。コロナ禍は、こうした動きに拍車をかけたにすぎない。

雇用の流動性が低い

しかも、日本の企業には、事実上、社内で仕事を見つけられない、いわゆる社内失業者が400万人もいるという。これは企業に雇用されている正社員の1割に相当する数らしい（『貧乏国ニッポン』）。

こんなに社内失業者が多かったら、なかには自分の椅子を確保するためなら何でもするという心境になり、同期を引きずりおろすことや邪魔者を蹴落とすことを自分の仕業だとわからないようにこっそりとやろうとするマニピュレーターもいるはずだ。

社内失業者が多い最大の原因として、雇用の流動性が低いことが挙げられる。日本型雇用の三本の柱は年功序列賃金、終身雇用制、企業別組合だったが、いずれも維持するのが困難になった。

それでも、人材が過剰となっているところから、人材が足りないところへの移動、つまり転職は欧米ほど活発にはなっていない。いまだに、「勤める会社をたびたび変わると、履歴書が汚れる」と子どもに助言する親もいるようだ。

このように雇用の流動性が低いと、どうしてもマニピュレーターが生まれやすい。たとえば、第1章で紹介した50代の男性社員Eさんは、周囲の目には「働かないおじさん」のように映っており、社内失業者といっても過言ではない。それをEさん自身も薄々自覚しているからこそ、喪失不安にさいなまれ、「〇〇が〜と言っていた」という嘘によって社内に波風を立てるマニピュレーターになったとも考えられる。

また、第2章で紹介した町工場勤務の50代のKさんは、マニピュレーター的な社長の嫌がらせや当てこすりに悩まされているが、それでも町工場を辞めないことが社長の言動をエスカレートさせているようにも見える。

Kさんだって、好きでこの町工場に勤め続けているわけではない。次の職場が見つかればすぐにでも辞めたいのだが、なかなか転職の決断ができないまま50代を迎え、そのうえコロナ禍に見舞われたので、現在の職場にしがみつくしかないのだ。

Eさんにせよ、Kさんにせよ、もし雇用の流動性が高く、転職のハードルが低い社会であれば、マニピュレーターになることも、マニピュレーターのターゲットにされることもなかったのではないか。

さらに、第1章で紹介した女性社員Hさんは上司との不倫関係がこじれて、第2章で紹介した女性社員Lさんは女性秘書に事実無根の噂を流されて、心身に不調をきたすようになった。二人とも、次の職場が見つかれば辞めたいという点では共通しているが、なかなか見つからないのが現状だ。

本書で紹介したケースをはじめとしてマニピュレーターの被害者を数多く診察して痛感するのは、「辞めたくても、次の仕事が見つからないので、現在の職場にしがみつくしかない」という状況が被害者の心身の症状を悪化させるということである。

もちろん、本人の能力や適性、あるいは好・不況の波にもよるとは思う。だが、雇用の流動性が高く、容易に転職できる社会であれば、マニピュレーターがここまで深刻な影響を及ぼすことはないだろう。

被害者意識から生まれる不満と怒り

このような状況では、多くの人々が被害者意識を抱き、不満と怒りを募らせるのは当然かもしれない。強い被害者意識から怒りが生まれるのは当然のなりゆきだ。古代ローマの哲学者セネカが見抜いたように、怒りとは「不正に対して復讐することへの欲望」であり、「自分が不正に害されたとみなす相手を罰することへの欲望」にほかならない。だから、怒りは被害者意識に比例して強くなる。

こういう状況がマニピュレーター増殖の一因になっていることは否定しがたい。怒りは、排泄物と同じで、どこかで出さないと腹の中にどんどん溜まっていき、心身の不調の原因になることもある。しかも、やはりセネカが指摘したように「怒りが楽しむのは他人の苦しみ」であり、「怒りは不幸にするのを欲する」ので、怒りに突き動かされたマニピュレーターはあの手この手でターゲットの信用を地に落とし、引きずりおろそうとする。

おまけに、被害者意識が強いと、こうしたふるまいを正当化しがちである。「自分はずっと割を食ってきて、もう十分苦しんだのだから、少々のことをしても許される」「自分は今まで損ばかりしてきたのだから、その分を取り戻すためにこれくらいのことはしてもいいはず」などと自己正当化する。

第2章でマニピュレーターの手口の一つとして被害者面をすることを挙げたが、必ずしも意識してやっているわけではないだろう。むしろ、本人がそう思い込んでいるような印象を受けることが多い。

客観的に見ると、被害者とは到底思えないのに、マニピュレーター本人は「自分こそ被害者」といわんばかりの態度を示すことが少なくない。これは、第3章で取り上げた「暗点化」のせいで、自分に都合の悪いことがスパッと抜け落ちるからだろう。

不満と怒りが強いほど鬱憤晴らしが必要

マニピュレーターのさまざまな言動に鬱憤晴らしの側面があることは否定しがたい。微妙な嘘やトラブルのでっち上げで振り回したり、不和の種をまいたり、誹謗中傷したりすることによって、必ずしも自分が得をするわけではない。それでも、ターゲットが困惑し、ときには心身に不調をきたすのを見ると溜飲が下がるからこそ、さまざまな手口を駆使する。これまで見てきたように、時間とエネルギーを費やし、ものすごく手の込んだことをするマニピュレーターさえいる。

それだけ不満と怒りを溜め込んでいるからだろう。だから、ターゲットが少しでも不幸になれば、場合によっては生活に支障をきたせば、それを見るのが格好の鬱憤晴らしになる。まさに「他人の不幸は蜜の味」という言葉通りで、なかには残酷な快感を覚えるマニピュレーターも存在する。

つまり、社会に不満と怒りが渦巻いているからこそ、それに比例してマニピュレーターが増殖する。その背景には、先ほど指摘したように現在の日本社会において誰もが被害者意識を募らせていることがある。

このように、被害者意識、そしてそれに比例して不満と怒りが強くなった背景には、日本が貧乏国になり、格差が拡大したうえ、自己責任の重圧がのしかかるようになったことがあると考えられる。

過度に要求されるコミュニケーション能力

さらに、コミュニケーション能力が過度に要求されるようになったことと自己愛過剰社会になったことも大きい。この二つの要因について解説したい。

以前に比べてコミュニケーション能力が要求されるようになったことが、マニピュレーターを増やす一因になっている。

その背景にはサービス業従事者の増加がある。日本は物作りの国というイメージが強いが、実は産業構造が第二次産業から第三次産業に、つまり製造業からサービス業にシフトしており、メインはサービス業になりつつある。その結果、製造業の就業者数が減ったのに対して、サービス業の従事者数は増えた。

サービス業では、コミュニケーション能力が要求される。飲食店にせよ、コンビニエンスストアにせよ、デパートにせよ、どの職場でも客の要求に応じて臨機応変に対応する能力が求められる。

しかも、ときには厳しいクレームを繰り返したり、暴言を吐いたりするクレーマーまがいの客にも対応しなければならない。このような客の迷惑行為は最近「カスタマーハラスメント」、略して「カスハラ」と呼ばれるようになり、メディアでもしばしば取り上げられている。

「カスハラ」への対応で疲れ果て、心身を病んだ方を数多く診察してきた長年の臨床経験から申し上げると、たいていの場合「なぜ、こんな理不尽な目に遭わなければならないのか」という怒りが心の奥底に渦巻いている。

かといって、その怒りの矛先を直接客に向けるわけにはいかない。そんなことをすれば、「カスハラ」がさらに激化するのは火を見るよりも明らかだ。場合によっては従業員のほうが職を失いかねない。となれば、怒りを溜め込んで心身に不調をきたす事態を避けたければ、その矛先を方向転換して、客以外の誰かに怒りをぶつけるしかない。

このように怒りの矛先を向け変えることを精神分析では「置き換え」と呼ぶ。こうした怒りの「置き換え」は日本中いたるところで起きており、より弱い相手に筋違いの怒りをぶつけるという構図になっている。

その一つの表れがマニピュレーターによる陰湿な攻撃であり、ターゲットが生活に支障をきたすほど、追い詰めていくことによって、鬱憤を晴らすという側面もある。いや、むしろ、マニピュレーター的ふるまいによってしか鬱憤晴らしができないというべきかもしれない。

その典型が、第2章で紹介した秘書のMさんだろう。Mさんの主な仕事は電話対応なのだが、小さな会社なので、クレームの電話のほとんどをMさんが受けるらしい。クレームの多くは、会社が提供しているサービスに対するもので、「従業員の態度が悪かった」「対応が遅かった」などと文句を言ってくるようだ。なかには、「あんたじゃあ、わからん。社長を呼べ」と暴言を吐く客もいるため、Mさんが「もう電話に出たくない」と愚痴をこぼしていたのを、Lさんの同僚が聞いたことがあるという。

Mさんが、Lさんに関する事実無根の噂を流したのは、もちろんLさんの信用を失墜させ、一段劣った立場にとどめておくためだったと考えられる。だが、「適応障害」で休職せざるを得なくなるまでLさんを徹底的に追い詰めたのは、鬱憤晴らしという側面もあったからではないだろうか。

自己愛過剰社会

第3章で、マニピュレーターには「悪性のナルシシズム」の持ち主が多いことを指摘したが、このようなナルシシズムを容認する社会的背景も重要だ。というのも、現在の日本社会では、「自己愛過剰社会」と呼べるほどナルシシズムが蔓延しているからである。

もちろん、ナルシシズムにむしばまれているのは日本だけではない。むしろ、アメリカのほうが強い自己愛の持ち主が多く、「現在、アメリカではナルシシズムが流行病《エピデミック》にまでなっている」という指摘もあるほどだ（『自己愛過剰社会』）。

「エピデミック」という言葉は、新型コロナウイルスの感染拡大によって日本でも有名になったが、「ある集団内の非常に多くの個体が罹患する病気」と定義される。アメリカでは、ナルシシズムがまさにこれに当てはまるというわけで、実際、自己愛的なパーソナリティの特徴を示す人は1980年代から現在まで肥満と同様の速さで急速に増加している。しかも、2000年以降、その増加傾向に拍車がかかっているようだ。アメリカがこのような社会になったのは、「自尊心をもち、自己表現や『自分を好きになること』ができる社会を築こうとするうちに、アメリカ人はうかつにも大勢のナルシシストを生み、さらに誰もが彼らに似た振る舞いをする文化を築いてしまった」からである（同書）。

これは他人事ではない。アメリカをお手本に自由で民主的な消費社会を築こうとした日本にもそのまま当てはまる。自尊心も、自己表現も、「自分を好きになること」も、日本の教育が現在目指しているものにほかならない。そういう教育がアメリカと同様に大勢のナルシシストを生み出す結果を招いても、不思議ではない。

現在の教育において何が一番問題かといえば、「甘やかし、褒めすぎる親たち」が多いことだろう。子どもの欲求を最優先するあまり、子どもがほしがる物を何でも与えるようになった。また、褒めて育てることが推奨されているが、これは「褒めてやれば自尊心が高くなり、ひいては成功につながると信じている。また、褒めれば成績が上がる、褒めれば褒めるほど能力が伸びると思い込んでいる」からだろう（同書）。

もちろん、子どもの頑張りを認めず、叱ってばかりいるのがいいとは思わない。だが、実際にはできていないのに、それをきちんと指摘せず、褒めてばかりいるのは、いかがなものか。「本当は駄目なのに自分をすばらしいと思うのはナルシシズムへの近道」（同書）なので、強いナルシシズムの持ち主が増えるのは当然といえる。

その結果、どうなるか。うまくいかないことがあっても、自分が駄目だからとは決して思わない。いや、思いたくない。なぜかといえば、ナルシシズムが傷つくからだ。そこで、他人に責任転嫁して、被害者面をする。また、うまくいっている人を見ると強い羨望を覚え、誹謗中傷したり、引きずりおろそうとしたりする。

しかも、ナルシシズムが強くなるほど、自分は特別扱いされて当然と思い込むようになる。つまり、特権意識が強くなるわけで、これはさまざまな形で表れる。たとえば、職場に対しては、「仕事量は少なく報酬は多く」という希望を抱く。同じような希望を誰でも抱くはずだが、同時にそんなことが許されるはずがないことも社会人であればわかっている。いや、わかっていないと困る。しかし、特権意識が強いと、自分だけは「我慢も努力もお断わり」と言っても許されると勘違いする。

もちろん、周囲が許してくれるわけがない。だが、第3章で指摘したように、とくに「悪性のナルシシズム」の持ち主には、「補正要素が欠けている」ので、自分の認識が周囲とずれていても気づかない。むしろ、「自分の希望を認めてくれない周囲のほうが悪い」と思い込みやすく、強い怒りを覚える。その怒りから生まれた復讐願望がマニピュレーターの原動力になるのである。

参考文献

加谷珪一『貧乏国ニッポン――ますます転落する国でどう生きるか』幻冬舎新書、2020年
セネカ『怒りについて 他二篇』兼利琢也訳、岩波文庫、2008年
ジーン・M・トウェンギ、W・キース・キャンベル『自己愛過剰社会』桃井緑美子訳、河出書房新社、2011年

第6章　処方箋

第5章で述べたように、最近マニピュレーターが増えている背景にはさまざまな構造的要因があり、密接にからみ合っている。

日本全体が貧乏になり、少子高齢化の影響もあいまって、経済のパイが縮小しているので、それを奪い合う椅子取りゲームが激化する。しかも、格差が拡大しており、「平等なはずなのに、なぜこんなに違うのか」という不満と怒りが渦巻いている。おまけに、コミュニケーション能力が要求される仕事が主流になり、うまくいかないと自己責任ということになってしまう。

そのうえ、自尊心や自己表現、「自分を好きになること」を重視する教育を目指してきた結果、ナルシシズムがふくらんだ人間が増えている。そういうナルシシストは、うまくいかないことがあっても、自分の能力や努力が足りないせいとは決して思わない。だから、何でも他人のせいにするし、うまくいっている人を見ると強い羨望を覚え、誹謗中傷したり蹴落としたりする。

もちろん、マニピュレーター的な人は昔から一定の割合で存在したが、最近とくに増えている印象を受ける。その背景には、いくつもの構造的要因がからみ合っているので、マニピュレーターを一朝一夕で減らすのは無理だ。

また、個々のマニピュレーターを変えるのも難しい。そもそも、よほどのことがない限り、他人を変えることはできない。とくにマニピュレーターは、第3章で指摘したように「補正要素」が欠けた「悪性のナルシシズム」の持ち主が多いので、その性根を変えるのは至難の業である。

まず、これを肝に銘じておくことが必要だ。愛情と誠意を持って接すれば、あるいは謙譲の美徳で対応すれば、マニピュレーターを変えられるのではないかと思う方もいるかもしれない。だが、そんなのは甘い幻想だ。

マニピュレーターを変えるのは無理という前提に立って、自分の身を守るにはどうすればいいかを考えなければならない。この章では、マニピュレーターからわが身を守るための処方箋について解説する。

まず気づく

何よりもまず、マニピュレーターの正体に気づくことが必要だ。だが、本書で取り上げたケースを振り返ればわかるように、そもそも自分自身がマニピュレーターのターゲットにされていることに気づいていない人が多い。気づいていないからこそ、マニピュレーターの思惑通りに誘導されて多くのものを失い、ときには生活に支障をきたす。やっと気づいたときには、取り返しのつかない事態になっていて、後悔先に立たずという場合も少なくない。

もっとも、なかなか気づけないのは当然かもしれない。マニピュレーターは、うわべは〝いい人〟であることが多く、他人の不安や弱みにつけ込む達人なので、その正体を見破るのは非常に難しい。

第一、マニピュレーターがターゲットを自分の思い通りに操作できるのは、自分の正体を悟られていないからである。当然、自分のほしいものを手に入れるためには、正体がばれないようにありとあらゆる策を講ずるだろう。

だから、マニピュレーターの正体に気づくのは難しいと認識したうえで、できるだけ早く気づくにはどうすればいいかを考えるしかない。なぜかといえば、マニピュレーターの正体に気づけば何らかの対処ができるのだが、気づかないとやられっ放しになるからだ。

マニピュレーターの正体を見抜くために何よりも必要なのは情報収集である。不和の種をまくにせよ、トラブルの解決役を装うにせよ、マニピュレーターは同じようなことを繰り返していることが多い。だから、マニピュレーターと思しき人物に関する客観的な情報を集めると、他にも自分と同じ目に遭っていた人がいることがわかるかもしれない。

情報収集の効用はもう一つある。マニピュレーターには微妙な嘘がつきものであり、しばしば相手によって言うことが違う。しかも、微妙にニュアンスが異なる。そういうことは、周囲の複数の人々から話を聞かないとわからない。だから、情報収集は、マニピュレーターの微妙な嘘を見破るためにも必要なのだ。

孤立しないようにする

情報を集めるためにも、収集した情報を共有するためにも、孤立しないようにすることが必要だ。孤立していると、周囲の人々から話を聞けない。また、周囲の誰かがマニピュレーターの言動に疑問や不信感を抱いても、指摘も助言もしてくれないだろう。第一、いくら困っていても、相談することも助けを求めることもできない。

当然、第4章で指摘したようにマニピュレーターは孤立している人をねらう。ターゲットが孤立していなければ、周囲と疎遠になるように仕向けて孤立させる。だから、家族や友人、上司や同僚などの悪口をしきりに吹き込み、縁を切るように勧める人が近くにいたら、あなたを孤立させようとしているのではないかと疑うべきだろう。もしかしたらマニピュレーターかもしれない。

孤立していると、マニピュレーターに立ち向かううえでも不利である。マニピュレーターの手口は巧妙なので、とても一人では乗り切れない。だから、日頃から味方をできるだけ多く作っておくにこしたことはない。味方が多い人にマニピュレーターが手を出すことはめったにないからだ。

誰とも情報を共有できず、困っていても誰も助けてくれそうになく、反撃しようにも誰も加勢してくれそうにない人をターゲットにするのがマニピュレーターの常套手段だ。だから、味方を増やしておくほど、マニピュレーターにつけ込まれにくいし、反撃するうえでも圧倒的に有利である。

観察眼と分析力を養う

もっとも、第1章の冒頭で取り上げた40代のママ友のように「私は味方だ」と言って信用させるマニピュレーターもいるので、本当に味方なのかどうか見きわめる観察眼を養うことが必要だ。

そのためには、批判的なまなざしで観察する、平たくいえば意地悪な見方をする習慣を身につけなければならない。たとえば、共通の友人や知人の悪口を言いながら、「私は味方だ」とささやく人がいたら、「なぜこんなことを言うのか」と疑うべきだろう。

さまざまな可能性が考えられる。「友人や知人と疎遠にさせて、自分を孤立させようとしているのではないか」「自分が孤立したら、思い通りに支配しようとしているのではないか」「味方のふりをして何かを売りつけようとしているのではないか」「味方になることと引き換えに何かを要求してくるのではないか」……など。

あまり考えすぎると被害妄想に近くなるので、考えすぎは禁物だ。だが、40代のママ友の「私は味方だ」という言葉を真に受けて、わが子を餓死させた30代の母親の実例もある。だから、他人の言葉をうのみにせず、「なぜこんなことを言うのか」と常に疑うことが大切だと痛感する。

「なぜこんなことを言うのか」という疑問の答えを見つけるには、分析力も必要だ。この分析力を養うには、どんな意図があるのか、どういう思惑を秘めているのか、いかなる背景があるのかを常に考えながら対応しなければならない。こうして観察眼と分析力を養いながら、場数を踏んでいけば、マニピュレーターを察知するアンテナが鋭敏になるだろう。

もちろん、すべての人に対してこのような対応をしていたら疲れ果ててしまう。だから、批判的なまなざしを向けるのはマニピュレーターの疑いがある相手だけに限定すべきだろう。裏返せば、すべての人に疑いの目を向ける〝猜疑心の塊〟のようになることを避けるためにも、家族や友人との信頼関係を日頃から築いておけということである。心から信頼できる相手が身近にいない孤独な人ほど、マニピュレーターにつけ込まれやすいということを忘れてはならない。

自分自身の直感を大切に

誰がマニピュレーターなのかを察知するには、先ほど述べたようにできるだけ客観的な情報を収集し、観察力と分析力を養うことが必要だが、それだけでは十分ではない。自分自身の直感を大切にすることも必要だ。

とくに重要なのは、「この人、何となくおかしい」という違和感である。そして、不調や不快感、気詰まりやイライラなどのネガティブなサインも尊重しなければならない。この人といると何となくしんどい、この人と話していると息が詰まるような感じがしてイライラする、この人と会った後は調子が悪くなる……などと感じたときは、「もしかしたら、この人はマニピュレーターではないか」と疑ったほうがいい。

「たかが直感」とバカにしてはいけない。一緒にいて何となく違和感を覚えたり、不調を感じたりした人物が、実はマニピュレーターだったと後になって気づいたことが何度かある。微妙な嘘で周囲を振り回したり、「○○が~と言っていた」という言い方で不和の種をまいたりしたので、そのとばっちりを私自身も受けた。そのため、「あのときの違和感や不調は、私の防衛本能が『気をつけろ』と警告していたのだ」と思うようになった。

これは、あくまでも私の個人的な経験であり、科学的に証明することはできない。ただ、最近同じようなことを言っている方の本を読んで、「私が感じたことはまんざら嘘でもなかった」と妙に納得した。

その方は、「神武《じんむ》以来《このかた》の天才」と呼ばれた将棋界のレジェンド、加藤一二三《かとうひふみ》氏である。加藤氏は、盤面を見た瞬間にパッと浮かんでくる直感の手と、ずっと考えていて浮かんでくる手が甲乙つけがたい状況では、どちらを選ぶべきかについて、次のように述べている。

「最初にひらめいた手と後から考えた手の両方とも成功しそうな局面では、私は最初にひらめいた手を選択して成功しています。なぜならひらめいた手は『無心に考えている』からです。

後から考えた手は『勝手読み』とも言えるでしょう。『勝手』というのは、後から思いついた手に惚れてしまって、都合のいいように読んでしまう傾向が人間にはあるからです」（『天才棋士 加藤一二三――挑み続ける人生』）

この「無心に考えている」ことは、われわれも日々の人間関係で無意識のうちにやっている。わが身を守るために防衛本能が働くからだ。だから、ある人物に対して感じた直感を尊重すべきなのだろうが、残念ながら「勝手読み」をやってしまう。

「『私は味方だ』と言っているのだから、そんなに変なことはしないだろう」「いつも笑顔で『あなたのためを思って』と助言してくれるのだから、私を蹴落とすようなことはしないはず」などと考えて、せっかく「無心の直感」が発した警告サインを無視してしまう。その結果、散々な目に遭う。私自身もそうだったので、警告サインをないがしろにしてはいけないと痛感する。

「直感精読」

私のような失敗を繰り返さないためには、加藤氏がよく色紙に書くという「直感精読」を実行すべきだろう。「直感で浮かんだ手をよく精読し、裏づけを持って指す」ことらしいが、これは、マニピュレーターへの対処法にも応用できる。

まず、自分の直感を信じて、マニピュレーターの疑いがある人物を嗅ぎ分け、できるだけ用心する。同時に「裏づけ」をとる。つまり情報を収集する。集めた情報から、本書で指摘した特徴をいくつも併せ持つマニピュレーターではないかという疑いを抱いたら、意地悪な目で観察し、じっくり分析する。

もっとも、直感を信じろと言われても、自分の直感に自信のない方がほとんどかもしれない。加藤氏は「直感の95%は正しい」と断言しているが、これだけ自信を持って言えるのは、「神武以来の天才」と呼ばれたほど優秀な頭脳の持ち主だったうえ、プロ棋士として勝負の世界でしのぎを削ってきたからだろう。一方、われわれのほとんどは、そこまで自分の直感に自信を持てない。だからこそ、直感の精度を少しでも高めるために直感力を磨く必要がある。

直感力を磨くにはどうすればいいのか。もちろん、「あの人はマニピュレーターではないか」と疑うだけで、何もせず眺めているだけでは身につかない。必要なのは、情報収集と観察・分析を繰り返し、その結果得られた情報と自分の直感を突き合わせることだ。そのうえで、「あのときの不快感は、この人には気をつけなければならないという警告サインだったのだ」「あの人と話してイライラしたのは、微妙な嘘が含まれていることを何となく感じたからだ」などと頭にたたき込むといい。

また、ある程度痛い目に合わないと、直感力は養われない。スポーツでも将棋でも負けて学ぶことのほうが勝って学ぶことよりも多いという話をよく聞くが、それと同じである。ある程度痛い目に合って、その経験から学んだことを糧にするしかない。

痛い経験を糧にしたいのであれば、直感を無視してはいけない。第4章で紹介した保育士のZさんのように何となくおかしいという直感に蓋をしたままでは、たとえ痛い目に合っても、その経験から何も学べない。こういう人は、いつまで経っても直感の精度を上げることができない。当然、批判的なまなざしで眺めながら観察と分析をすることも、情報を収集することもしない。いや、できない。だから、マニピュレーターにカモにされやすく、「二度あることは三度ある」ということわざ通り、また痛い目に合う。

その典型ともいえるのが、第4章で紹介した「コンプレックス商法」のカモになって自己破産に追い込まれ、うつになった30代の女性である。この女性は、何度「コンプレックス広告」にだまされても何も学ばず、直感力を磨くこともできなかった。これは、加藤氏が指摘しているように「都合のいいように読んでしまう傾向」があり、「今度こそは大丈夫」と思うからだろう。

もちろん、このような傾向は多かれ少なかれ誰にでもある。だが、第4章で指摘した「幻想的願望充足」が強い人ほど顕著に認められる。こういう人は目の前の現実を直視しようとしない。いや、むしろ直視したくないからこそ、せっかく何となくおかしいという直感が働いても、蓋をしてしまうともいえる。

これでは、いけない。先ほど述べたように、直感は防衛本能が発している警告サインにほかならないので、それを大切にしなければならない。もちろん、「裏づけ」がないと、単なる山勘で終わってしまいかねないので、情報収集と観察・分析もお忘れなく。

マニピュレーターから離れるのをためらう人が多い

マニピュレーターとわかれば、なるべく関わらないようにする、できれば関わりを絶つのが鉄則だ。しかし、そういうわけにはいかない場合もあるだろう。いや、むしろ、なかなかマニピュレーターから離れられない場合のほうが多いかもしれない。

その原因は主に二つあると考えられる。まず、ターゲットが離れていこうとするたびに、マニピュレーターは引き留めようとする。たとえば、自分が既婚であることを最初は隠して若い女性と肉体関係を持ち、その後も不倫関係をずるずると続けて中絶までさせた男性が、女性の側から別れ話を切り出されると、「必ず妻と別れてお前と結婚するから、別れないでくれ」と泣いて謝り、土下座までする。

あるいは、社員が自主的にサービス残業や休日出勤をするように巧妙に仕向け、さんざんこき使っておきながら、その分の給料をきちんと払わなかったブラック企業の経営者が、いざ社員から退職を申し出られると、「一から仕事を教え、給料も払ってやったのに、その恩を忘れて辞めるのなら、よそでは働けないようにしてやる」と脅す。

マニピュレーターがターゲットを引き留めるために用いる手段は、泣き落とし、もしくは脅しが多い。これは罪悪感と恐怖をかき立てるためである。こういう感情に屈しやすい人を嗅ぎ分けてターゲットにするからだろう。

もっとも、こうしたことが実際になくても、ターゲットの胸中にはためらいと葛藤が芽生えやすい。これは、主にマニピュレーターがいなくても自分はやっていけるのかという不安による。この不安は、多くの場合マニピュレーターの支配力や影響力を過大評価しているせいで生まれる。マニピュレーターは自らを実際よりも大きく見せるために、自分の力を誇示することが少なくないので、ターゲットが不安にさいなまれやすいという側面もあるだろう。

いずれにせよ、ターゲットがためらいと葛藤の渦中にあると、行ったり来たりを繰り返す。マニピュレーターから離れなければ自分はつぶされてしまうと危機感を覚え、距離を置こうとするのだが、しばらくすると、そんなことをすれば自分はやっていけなくなるのではないかという不安が芽生えて、なかなか離れられない。

たとえば、30代の専業主婦の女性は、いくら家事を頑張ってやっても、夫が「うちの母親の料理はもっとおいしかった」「うちの家はいつもピカピカだった」などと自分の母親と比較し、決して認めてくれないので、疲れ果て、何をするのも嫌になったと訴えて私の外来を受診した。

この女性は、新婚の頃「夫は私のためを思って言ってくれている」と自分で自分に言い聞かせ、精一杯家事に励んだという。また、夫から至らない点を指摘されるたびに、

「問題があるのは自分のほう」と考え、夫の実家に行って姑から料理を教わったこともあるそうだ。

しかし、いくら頑張っても、夫は認めてくれなかった。それどころか、仕事と家事を両立させ、しかも完璧に家事をこなしていた夫の母親と専業主婦の妻を常に比較して、「この家事の完成度では、うちの母親の足元にも及ばない」「お前はずっと家にいるのに、どうして働いていたお袋よりも家事ができないんだ」といった言葉を吐いた。

夫が判断基準にしたのは、自分の母親の家事の完成度だけではない。夫は、自分の実家が名家であり、家族がみな高学歴であることを誇りにしており、ことあるごとにそれを持ち出した。しかも、「実家の常識は世間の常識」といわんばかりに、何を判断するにも実家の常識を引き合いに出した。

彼女の話を聞いて、私が感じたのは、夫が求める家事の完成度の異様な高さだった。いくら専業主婦とはいえ、そこまで妻に要求するかというくらい完璧に家事をこなすことをこの夫は求めているように私の目には映った。そこで、「ときには手を抜かないと疲れ果ててしまうよ。どこの奥さんも適当に手抜きしているはずだから、よその奥さんに聞いてみたら」と助言した。すると、彼女はママ友の専業主婦数人に、どれくらい家事をやっているかとか、どの程度の家事の完成度を夫が求めているかとか尋ね、自分の夫の要求水準の高さに驚いたそうだ。

そのときはじめて彼女は夫の要求も判断基準も世間一般の常識からかけ離れていることに気づいたらしく、次の診察の際に「夫と別れないと、自分がどうにかなりそうです。エネルギーを全部夫に吸い取られて、自分が空っぽになりそう。自分の頑張りをずっと夫に否定されてきたので」と語った。

ところが、それから1カ月後の診察の際には、打って変わって「やはり夫と別れるのは無理だと思います。私には経済力がないので、離婚したら子どもに惨めな思いをさせることになり、子どもがかわいそう」と訴えた。

彼女が離婚をためらうのも無理はない。子育てと家事に忙殺されていた専業主婦の女性が経済的に自立するのは本当に大変だ。元夫からの慰謝料や養育費の支払いが滞って経済的に困窮しているシングルマザーを何人も見てきたので、よくわかる。

ただ、彼女の夫は、相手を一段劣った立場にとどめておくことによって優越感と快感を味わうと同時に、自分の思い通りにコントロールしようとする典型的なマニピュレーターのように私の目には映る。だから、これからも姑と比較されてダメ出しされるのは目に見えている。そのたびに落ち込んで、なかなか自己肯定感を持てない状態が続く可能性が高い。いくら子どものためとはいえ、夫と一緒の生活を続けることが果たして幸せなのだろうかと疑わずにはいられない。

マニピュレーターとはできるだけ距離を置く

この女性のように、マニピュレーターのせいで自分の気持ちが萎えることに気づいても、離れるという決断がすぐにできるわけではない。むしろ、離れたいと思いながらも、離れても大丈夫だろうかと不安になり、ためらいと葛藤の中で悩む人が圧倒的に多い。

その一因として、マニピュレーターの被害に遭いやすいのは、自ら考えて決めるのが苦手、あるいは責任を伴う判断を下したくない人が多いことがあると思う。こういう人は、自分で決めたり判断したりすることに伴う責任を避けようとするあまり、マニピュレーターがすべてを決めてコントロールし、自分はそれに従うだけでいい関係にはまりやすい。

それでも、やがて耐えられなくなる。他の誰かにコントロールされた状態では、多かれ少なかれ自分自身の欲望や意志を封じ込めなければならないので、何となく息が詰まるような感じがするからである。

そのときにマニピュレーターから離れるのをためらい、ぐずぐずしていたら、心身がさらに悲鳴をあげるようになるだろう。だから、この女性のように経済的理由から離婚をためらうとしても、少なくとも夫とは距離を置くことが必要だ。一つ屋根の下で暮らしていても、一緒にいる時間をなるべく減らすとか、できるだけ別の部屋で過ごすとかして、マニピュレーターによる被害を最小限に食い止めるように工夫しなければならない。

これは、職場にマニピュレーターがいることに気づいた場合も同様だ。一番いいのは、逃げるために転勤もしくは退職の選択をすることだろう。だが、小さな会社では転勤先がないかもしれないし、次の仕事が見つからなければ「辞めたくても辞められない」状態に陥るかもしれない。

そういう場合、マニピュレーターとはできるだけ接触しないようにするしかない。部署の異動や勤務時間の変更を希望して、なるべく顔を合わせないようにするのも手だ。その理由を上司から聞かれたら、話せる範囲内でマニピュレーターの所行について報告しておくと、少しは配慮してもらえるかもしれない。

もちろん、直属の上司がマニピュレーターの場合もあるだろう。そういう場合は、別の部署の上司、つまり〝斜め上の上司〟に相談して、どうすればスムーズに異動できるかを教えてもらうといい。こういうときのためにこそ相談相手を作っておくことが必要だ。そのためにも、日頃から孤立しないようにしなければならない。

たとえ直接の接触がなくなっても、マニピュレーターは陰でこそこそと誹謗中傷したり、不和の種をまいたりするかもしれない。だが、そのことにあまり神経を尖らせる必要はない。「あ、また、やってるな」くらいの感じでスルーしながら、いざというときのためにマニピュレーターの仕業の証拠になるものをできるだけ集めておくのが賢明だろう。

マニピュレーターと戦うのは避けるべき

こういうことを書くと、「なぜ逃げることしか考えないのか。どうして戦わないのか」という疑問を抱く方が多いかもしれない。

自らの生命を脅かす敵と直面したとき、動物は戦うか、逃げるかのいずれかを選ぶ。つまり闘争か逃走かの二者択一であり、人間という動物も本能的にどちらかを選ぶ。もっとも、マニピュレーターと戦うという選択肢はあまり勧められない。理由は二つある。

まず、マニピュレーターは決して強い人をターゲットにしない。弱い人しかねらわない。そのため、ターゲットの多くは身体的にも精神的にも立場的にもそんなに強くない。徹底的に戦えるだけの強さを持っており、それなりに勝ち目があるのなら戦ってもいいと思うが、そうではないのに戦うのは、あまり合理的ではない。

また、たとえ戦っても、マニピュレーターを変えるのは至難の業だろう。第3章で述べたように、マニピュレーターには「ゲミュートローゼ」が多く、自分が悪いとは決して思わないので、改心するとは考えにくいからだ。シュナイダーも「ゲミュートローゼ」の本質特徴として「改善の不能性」を挙げている。

そもそも、「ゲミュートローゼ」は、シュナイダーが「精神病質人格」と名づけた異常人格の十類型の一つである。彼は、「精神病質人格」を「その人格の異常性に自ら悩むか、またはその異常性のために社会が悩む異常人格」と定義し、「ゲミュートローゼ」以外に意志欠如型、爆発型、無力型、自己顕示欲型などを挙げている。

精神病質の俗称がサイコパスなので、「ゲミュートローゼ」はサイコパスに含まれる。サイコパスの一種といっても差し支えない。

サイコパスを変えるのがきわめて難しいことはたびたび指摘されているが、シュナイダーが「ゲミュートローゼ」の「改善の不能性」にわざわざ言及しているくらいだから、教育や治療によって改善するのがとりわけ難しい。彼は、法的に許される範囲で隔離するくらいしかできないという悲観的な見方をしているほどである。したがって、「ゲミュートローゼ」を変えるのは不可能に近いといっても過言ではない。

しかも、「ゲミュートローゼ」の特徴を持つマニピュレーターが自らの人格の異常性に悩むことはめったにない。もちろん、自身の言動を振り返って反省するとは到底考えられない。こういう相手と戦っても、不毛の戦いになるだろう。変えようのないものを変えようとすると、時間とエネルギーを消耗してくたくたに疲れ果てるのが落ちだ。だから、よほどのことがない限り戦うのは避けるべきである。

面倒くさい奴と思わせる

マニピュレーターを変えることができないのは真実だ。だからといって、これまで通りマニピュレーターにコントロールされ続けていたら、事態は悪化する一方だろう。

とはいえ、逃げることも戦うこともできず、マニピュレーターにコントロールされてきたターゲットに、「自信を持って戦いなさい」「言いなりになるのをやめなさい」などと助言したところで、すぐに実行できるとは到底思えない。それでは、どうすればいいのか。事態を少しでも改善するには、面倒くさい奴と思わせるのが得策だろう。

そのためには、何か言われても、決してうのみにせず、第三者に確かめることが必要だ。たとえば、「○○が〜と言っていた」という言葉で厄介なことを押しつけようとしたり、不和の種をまいたりするマニピュレーターに対しては、「じゃあ、一度○○さんに聞いてみます」という言葉が有効だ。この言葉を聞いたマニピュレーターがあわてたそぶりを見せたり、「○○さんに聞くのはやめたほうがいい」と言いだしたりしたら、○○さんが本当にそう言っていたかどうか、かなり怪しい。

実際には○○さんに聞くことができなくても、あるいは聞くつもりがなくても、そうするつもりだと匂わせれば、マニピュレーターに対する抑止力になりうる。微妙な嘘をつくようで、正直な人ほど後ろめたいと感じるかもしれないが、「毒を以て毒を制す」という言葉もある。微妙な嘘がつきもののマニピュレーターに対抗するには、ときには多少はったりを利かすことも必要だ。

あるいは、マニピュレーター的な上司から指示された通りにやったのに、いざ問題が発生すると「お前が勝手にやった」と責任を押しつけられ、「上司のおっしゃった通りにやりました」と釈明しても、「そんなことは言ってない」「言い訳するな」と怒鳴られた場合。

この手の上司はどこにでもいる。自分が指示したことを認めると責任を取らなければならなくなるので、決して認めず、あくまでも部下に責任を押しつけようとする。こういうタイプにとって何よりも大切なのは自己保身だ。だから、同様のことを繰り返す可能性が高い。

対処法としては、二つしかない。一つは、「大事な指示を忘れてしまってはいけないので、メールでやり取りさせてください」とあくまでも丁寧にお願いし、記録を残すようにすること。必ずしもメールでなくても、何らかの文書の形で共有すれば、それでいい。場合によっては、「大事な指示を間違えて受け取ってはいけないので、録音させてください」と言って、ICレコーダーに録音するというやり方でもいい。要は、証拠が残るようにすることだ。

もう一つは、可能な限り一対一にならないこと。マニピュレーター的な上司は、自分の思い通りにコントロールしたい部下と一対一になりたがる傾向がある。これは非常に危うい。汚れ仕事を押しつけられるかもしれないし、不祥事の責任を取らされるかもしれない。だから、この上司はマニピュレーターだと気づいたら、適当な理由をつけて、なるべく一対一にならないようにすることが身を守るうえで必要だ。

ここで紹介した方法は、すべて自分を面倒くさい奴と思わせる術《すべ》である。こういう手段を勧めるのは、マニピュレーターがくみしやすいと思った相手しかターゲットにしないからだ。手強《てごわ》そうな相手には決して近づかないし、ちょっかいも出さないのがマニピュレーターなので、「こいつと関わったら面倒なことになりそうだ」と思わせられたら、自分の身を守れる。

これまでマニピュレーターの被害に遭ったことがない方も、こういう手段をときどき使うといい。そうすれば、少なくともマニピュレーターは近づいてこないだろうから、〝虫除け〟になるはずだ。

マニピュレーターから好かれる必要はない

もっとも、「面倒くさい奴と思われたら困る。なるべく誰からも好かれたい」という方もいるかもしれない。こういう方は、無意識のうちに八方美人になっており、ほとんど反射的に「他者の欲望」を満たそうとすることが少なくない。これは、第４章で述べたように、他人を喜ばせて周囲から認められ、ほめられることによって自己確認しようとする傾向が人一倍強いからだろう。

裏返せば、自信がなく、自己肯定感を持てないからこそ、他人からのポジティブな評価で〝底上げ〟しようとするわけだが、残念ながらマニピュレーターにつけ込まれやすい。たとえば、上司からは「優秀な部下だと認めてほしいのなら、汚れ仕事も嫌がらずにやらないと」、同僚からは「いい人と思われたいのなら、他の同僚の仕事も手伝わないと」といった類いのメッセージを暗に送られる。女性の場合であれば、夫からは「いい妻と思われたいのなら、家事を完璧にこなし、俺が何をしようと文句を言うな」、姑からは「いい嫁と思われたいのなら、私が息子の仕事や孫の教育に口を出しても、逆らうな」というメッセージを送られる。

この手のメッセージを真に受け、その通りにしていたら、相手の都合のいいようにコントロールされて痛い目に合うのは、ちょっと考えればわかりそうなものだ。しかし、少しでも相手からよく思われたいと願っていると、むしろ相手の欲望を忖度して、それを満たそうとする。

それこそが、マニピュレーターからねらわれる根本的な原因なので、まずそこを変えなければならない。

「あなたに理不尽な要求をして、自分の思い通りにあなたをコントロールしようとする人は、あなたにとって本当に大事な人だろうか？　その人に好かれることは、あなたにとって本当に必要だろうか？」

この質問を自分自身に投げかけ、あの人この人の顔を思い浮かべていただきたい。そして、あの人にはどう思われてもいい、場合によっては嫌われてもいいと思えれば、「どうでもいい相手」のリストにその人を入れるべきだ。そんな割り切りができれば、その人に認められたいとか好かれたいとか思うあまり、理不尽な要求であっても断れず、コントロールされてきた関係から解放されるはずである。

この割り切りは、マニピュレーターから解放されるための第一歩だ。だが、実際にはなかなかできないことも少なくない。とくに第1章で取り上げた「ほれこみ」が強いと、「どうでもいい相手」のリストに入れて割り切るのは難しい。

しかも、この割り切りは、これまで犠牲にしてきたものが大きいほど難しい。多額の金銭をつぎ込んできたとか、中絶までしたとかいう場合、なかなか割り切れない。だが、ある時点で見切りをつけて〝損切り〟をしないと、ますます泥沼にはまってしまう。そのことを忘れてはならない。

アイヒマンにならないために

この割り切りは、何よりも、マニピュレーターにコントロールされて、知らず知らずのうちに悪に加担する羽目になる事態を避けるためにこそ必要である。

史上最大のマニピュレーターといえば、天才的なメディア操作と魔力的な演説によってドイツ国民を反ユダヤ主義へと駆り立てたアドルフ・ヒトラーだが、その最も従順な部下だったアドルフ・アイヒマンは、ナチス親衛隊（SS）の中佐として、ユダヤ人を強制収容所や絶滅収容所に移送し、管理する部門で実務を取り仕切っていた。第二次世界大戦中、彼の指揮下で逮捕されたあげく、収容所で殺されたユダヤ人は数百万人にのぼるといわれている。

アイヒマンは終戦後アメリカ軍に逮捕されたが、1946年に脱走してアルゼンチンに逃れ、偽名を使って家族と一緒に潜伏していた。しかし、1960年5月、イスラエルの諜報機関モサドに発見され、イスラエルに強制連行された。そして、翌年エルサレムの法廷で公開裁判が行われた。

この裁判を特派員として取材したのが、女性の政治哲学者、ハンナ・アーレントである。アーレントはドイツで生まれたが、ユダヤ人だったので、ナチスの迫害を逃れて、フランスさらにはアメリカに亡命した。

アーレントの裁判傍聴記は、アメリカの有力な週刊誌『ニューヨーカー』に掲載され、さらに『イェルサレムのアイヒマン』として刊行されて、大反響を呼んだ。何よりも衝撃的だったのは、サブタイトルが「悪の凡庸さ（Banality of Evil）」だったことである。

この「悪の凡庸さ」という表現を選んだのは、ナチスの立案したユダヤ人絶滅計画を実行したのが、多くの人々が想像していた〝いかにも悪人〟という人物ではなかったからだ。アイヒマンは、「危険な飽くことのない殺人衝動に憑かれている男」でも「倒錯したサディスティックな人格」でもなかった。しかも、「もっと困ったことに、あきらかにアイヒマンは狂的なユダヤ人憎悪や狂信的反ユダヤ人主義の持主でも、何らかの思想教育の産物でもなかった。〈個人としては〉彼はユダヤ人に対して何ら含むところはなかった」（『イェルサレムのアイヒマン』）。

つまり、アイヒマンが極めつきの悪人ではなく、また狂信的なナチス党の党員でもなく、「ごく平凡なドイツ人」であったことに強い衝撃を受けたからこそ、この「悪の凡庸さ」という表現を選んだのだ（『アレント入門』）。

それでは、その凡庸な人物がユダヤ人絶滅という悪を実行するうえで重要な役割を果たしたのはなぜかということになる。アーレントによれば、最大の要因は思考停止である。

アーレントは、「アイヒマンは愚鈍なのではなく、奇妙なほどにまったく〈思考すること〉ができないのでした」と述べている（「思考と道徳の問題――W・H・オーデンに捧げる」『責任と判断』所収）。〈思考すること〉ができないからこそ、自分のやっていることがどういう事態をもたらすかに考えが及ばず、あれだけの悪をやってのけたのだとすれば、腑に落ちる。

「〈思考すること〉ができない人間なんて本当にいるのか？」と疑問に思われるかもしれないが、実際にいる。しかも、学歴はあまり関係ない。たとえ高学歴でも、〈思考すること〉ができず、思考停止に陥って、どんな不正も淡々とやってのける人はいくらでもいる。

とくに日本の入試制度では、主に記憶力と情報処理能力（速さと正確さ）を見るので、丸暗記してしまえば、思考力がなくてもかなり偏差値の高い大学に入ることができる。もともとは〈思考すること〉ができなかったわけではなくても、ある時点から〈思考すること〉をあえてやめてしまい、結果的に思考停止に陥った人も含めれば、アイヒマン的な日本人は少なくない。

その典型が、「チャレンジ」という言葉を「不正をしてでも達成しなくてはならない数字」と捉え、粉飾に手を染めた東芝社員だろう。東芝は超一流企業で、高学歴社員の集まりだったはずだが、そういう会社で信じられないような粉飾が行われた。だから、ジャーナリストの大西康之氏は「『身も心も会社に捧げろ』というサラリーマン全体主義は、思考停止の凡人を量産する。今や日本の大企業はアイヒマンだらけである」と述べている（『東芝——原子力敗戦』）。

その通りだと私も思う。ただ、これは大企業に限った話ではなく、中小企業にもアイヒマンはいくらでもいるように見える。とくに、他人を喜ばせたいとか、自信がなく他力本願とか、見せかけの幸福を手放したくないとか、波風を立てたくないとかいう人ほど、「サラリーマン全体主義」に染まりやすく、思考停止に陥りやすい。こういう人は、第4章で指摘したように、マニピュレーターのターゲットにされやすい。

その結果、賞味期限の書き換えや書類の改竄《かいざん》などの不正を命じられることもあるかもしれない。思考停止に陥っていると、そういう不正に手を染めることの善悪について何も考えずにすむ。だから、葛藤を感じず、淡々とやってのけ、マニピュレーター的な経営者や上司に気に入られて出世することも少なくない。

逆に、良心がとがめたり、後で発覚したら自分が罪を問われるのではないかという不安にさいなまれたりする人は、心身に不調をきたし、われわれ精神科医のもとにやってくる。こういう人は、アイヒマンになりきれないからこそ心を病むのだともいえる。

このような状況では、結局、思考停止に陥って服従するアイヒマンしか残らない。しかも、第5章で指摘したように日本では雇用の流動性が低く、転職が難しいため、現在の職場にしがみつくしかないという事情もあり、それがアイヒマンの増殖に拍車をかけているように見える。

おまけに、アイヒマンのような無批判的服従は、日本のほとんどの組織では美徳とみなされる。なかには、服従する人間ほど上から気に入られ、甘い汁を吸える組織もある。逆に、服従せず、「それはおかしい」「そんなことはできません」などと声を上げる人間は、徹底的に干され、あげくの果てに排除される。これは見せしめのためともいえる。

そのため、面倒くさいから、自分の頭で考えるのはやめ、とりあえず服従しておこうとなりやすい。だが、アイヒマンの末路は悲惨である。マニピュレーターから責任を押しつけられ、すべてを失う羽目になりかねない。

そうならないためには、観察眼と分析力、そして直感力を磨き、できるだけ早くマニピュレーターに気づいて離れることが必要だ。マニピュレーターから離れることによって失うものよりも、マニピュレーターにコントロールされ続けることによって失うもののほうがずっと大きいのだから。

アーレントは「アイヒマンという人物の厄介なところはまさに、実に多くの人々が彼に似ていたし、しかもその多くの者が倒錯してもいずサディストでもなく、恐ろしいほどノーマルだったし、今でもノーマルであるということなのだ」と述べている（『イェルサレムのアイヒマン』)。だからこそ、誰でもアイヒマンになりうるし、ヒトラーのようなマニピュレーターにコントロールされる可能性もある。

そうならないためには、何よりもまず思考停止から抜け出して、自分の頭で考えなければならない。

参考文献

大西康之『東芝――原子力敗戦』文藝春秋、2017年
加藤一二三『天才棋士 加藤一二三――挑み続ける人生』日本実業出版社、2017年
作田明・福島章編『現代の犯罪』新書館、2005年
仲正昌樹『悪と全体主義――ハンナ・アーレントから考える』NHK出版新書、2018年
中山元『アレント入門』ちくま新書、2017年
『縮刷版精神医学事典』弘文堂、2001年
ハンナ・アーレント『イェルサレムのアイヒマン』大久保和郎訳、みすず書房、1969年
ハンナ・アレント『責任と判断』ジェローム・コーン編、中山元訳、ちくま学芸文庫、2016年

クルト・シュナイデル『精神病質人格』懸田克躬・鰭崎轍訳、みすず書房、1954年

あとがき

日々、精神科医として患者さんの話を聞いていると、マニピュレーターがストレスの原因になっているケースがいかに多いか、痛感する。にもかかわらず、心を病んだ患者さん本人は、マニピュレーターから離れて自分はやっていけるのだろうかと不安にさいなまれていることもある。それだけ、マニピュレーターの手口が巧妙ということだろう。

このようなマニピュレーターは、昔から一定の割合で存在したはずだ。その存在に気づいていても、どう呼んでいいか、わからなかっただけである。本書を読んで、「こういう人、いる、いる」と感じ、「そういえば、あの人も」と思い当たった方もいるのではないか。

ただ、最近マニピュレーターが増えていると実感する。その背景には、第5章で指摘した日本社会の構造的要因が密接にからみ合っている。しかも、コロナ禍によって拍車がかかった。その結果、多くの人々が喪失不安にさいなまれており、自己保身しか考えていないように見える。

この自己保身が、マニピュレーターの重要な動機であることは、第3章で指摘した。同時に、マニピュレーターは自己保身のためなら何でもするといっても過言ではない。

マニピュレーターの言いなりになっている人にとっても、自己保身は重要な動機である。第4章で述べたように、見せかけの幸福を手放したくないとか、波風を立てたくないとかいう理由で、マニピュレーターの言うことを聞く人は少なくないが、いずれも自己保身のためにほかならない。

問題は、本人が自己保身のためにやっているつもりでも、長い目で見ると自己保身にはならない場合が結構あることだ。その典型が、第6章で取り上げた、思考停止に陥って無批判的服従に徹するアイヒマン的サラリーマンだろう。

マニピュレーターにコントロールされ続けていると、やがて心身に不調をきたしかねない。場合によっては、悲惨な末路が待っている。自分の身は自分で守るしかないので、一刻も早くマニピュレーターの正体に気づいて、アイヒマンのようになる事態を避けるべきである。

片田珠美　かただ・たまみ
広島県生まれ。精神科医。大阪大学医学部卒業。京都大学大学院人間・環境学研究科博士課程修了。京都大学博士（人間・環境学）。パリ第８大学にフランス政府給費留学生として留学。臨床経験にもとづいて精神分析的視点から犯罪心理や心の病を研究。『他人を攻撃せずにはいられない人』（PHP新書）、『賢く「言い返す」技術』（三笠書房）など著書多数。

朝日新書
847

他人《たにん》をコントロールせずにはいられない人《ひと》

2021年12月30日第１刷発行

著　者　片田珠美

発行者　三宮博信
カバーデザイン　アンスガー・フォルマー　田嶋佳子
印刷所　凸版印刷株式会社
発行所　朝日新聞出版
〒104-8011　東京都中央区築地 5-3-2
電話　03-5541-8832（編集）
03-5540-7793（販売）

Published in Japan by Asahi Shimbun Publications Inc.
ISBN 978-4-02-295149-6
定価はカバーに表示してあります。
落丁・乱丁の場合は弊社業務部(電話03-5540-7800)へご連絡ください。
送料弊社負担にてお取り替えいたします。

宗教は嘘だらけ
生きるしんどさを忘れるヒント

島田裕巳

一番身近で罪深い悪徳「嘘」。嘘はどのように宗教で扱われ、嘘つきはどう罰せられるのか。偽証を禁じるモーセの十戒や仏教の不妄語戒など、禁じながらも解釈の余地があるのが嘘の面白さ。三大宗教を基に、嘘の正体を見極めるクリティカル・シンキング！

自分を超える心とからだの使い方
ゾーンとモチベーションの心理学

下條信輔
為末 大

スポーツで大記録が出る時、選手は「ゾーン」に入ったと表現される。しかし科学的には解明されていない。無我夢中の快や「モチベーション」を深く考察することで、落ち込んだ状態や失敗に対処する方法も見えてくる。心理学者とトップアスリートの対話から探る。

内村光良リーダー論
チームが自ずと動き出す

畑中翔太

ウッチャンはリアルに「理想の上司」だった！　内村と仕事をする中で人を動かす力に魅せられた著者が、芸人、俳優、番組プロデューサー、放送作家、ヘアメイクなど関係者二四人の証言をもとに、最高のチームを作り出す謎多きリーダーの秘密を解き明かした一冊。

歴史なき時代に
私たちが失ったもの 取り戻すもの

與那覇 潤

第二次世界大戦、大震災と原発、コロナ禍、日本はなぜいつも「こう」なのか。「正しい歴史感覚」を身に付けるには。教養としての歴史が社会から消えつつある今、私たちはどのようにしてお互いの間に共感を生み出していくのか。枠にとらわれない思考で提言。

諦めの価値

森　博嗣

諦めは最良の人生戦略である。なにかを成し遂げた人は、常に多くのことを諦め続けている。あなたにとって、何が有益で何が無駄か、「正しい諦め」だけが、最大限の成功をもたらすだろう。人気作家が綴る頑張れない時代を生きるための画期的思考法。

人事の日本史

遠山美都男
関　幸彦
山本博文

一大リストラで律令制を確立した天武天皇、人心を巧みに摑んだ武家政権生みの親・源頼朝、徹底した「能力主義」で人事の停滞を打破した松平定信……。「抜擢」「出世」「派閥」「査定」「手当」「肩書」などのキーワードから歴史を読み解く、現代人必読の書！

インバスケット経営思考トレーニング
生き抜くための決断力を磨く

鳥原隆志

ロングセラー『インバスケット実践トレーニング』の経営版。コロナ不況下に迫られる「売上や収入が2割減った状況で行うべき判断」を、ストーリー形式の4択問題で解説。経営者、マネージャーが今求められる取捨選択能力が身につく。

税と公助
置き去りの将来世代

伊藤裕香子

コロナ禍で発行が増えた国債は中央銀行が買い入れ続けた。金利が急上昇すれば利息は膨らみ、使えるお金は限られる。保育・教育・医療・介護は誰もが安心して使えるものであってほしい。持続可能な社会のあり方を将来世代の「お金」から考える。

私たちはどう生きるか
コロナ後の世界を語る2

マルクス・ガブリエル
オードリー・タン
東　浩紀　ほか／著
朝日新聞社／編

新型コロナで世界は大転換した。経済格差は拡大し社会の分断は深まり、暮らしや文化のありようも大きく変わった。これから日本人はどのように生き、どのような未来を描けばよいのか。多分野で活躍する賢人たちの思考と言葉で導く論考集。

米中戦争
「台湾危機」驚愕のシナリオ

宮家邦彦

米中の武力衝突のリスクが日に日に高まっている。中国が台湾を攻撃し米国が参戦すれば、日本が巻き込まれ、核兵器が使用される「世界大戦」の火種となりかねない。安全保障学の重鎮が、複雑に絡み合う国際情勢を解きほぐし、米・中・台の行方と日本の今後を示す。

江戸の旅行の裏事情
大名・将軍・庶民 それぞれのお楽しみ

安藤優一郎

日本人の旅行好きは江戸時代の観光ブームから始まった。農民も町人も男も女も、こぞって物見遊山へ！ その知られざる実態と背景を詳述。土産物好きのワケ、関所通過の裏技、男も宿場も喜ばす飯盛女、漬物石まで運んだ大名行列……。誰かに話したくなる一冊！

データサイエンスが解く邪馬台国
北部九州説はゆるがない

安本美典

古代史最大のナゾである邪馬台国の所在地は、データサイエンスの手法を使えば、北部九州で決着する。畿内ではありえない。その理由を古代鏡や鉄の矢じりなどの発掘地の統計学的分析を駆使しながら、誰にも分かりやすく解説。その所在地はズバリここだと示す。

「檄文《げきぶん》」の日本近現代史
二・二六から天皇退位のおことばまで

保阪正康

2・26事件の蹶起趣意書、特攻隊員の遺書、三島由紀夫の「檄」など、昭和史に残る檄文に秘められた真実に迫る。天皇（現上皇）陛下の退位の際のおことば、亡くなった翁長前沖縄県知事の平和宣言など、印象に残る平成のメッセージについても論じる。